ＩＢＳ克服
10のステップ

過敏性腸症候群で悩む人＆専門家へ

〈著〉
Dr. Jeffrey M. Lackner

〈監訳・解説〉
佐々木大輔

〈訳〉
細谷紀江，佐藤研

星　和　書　店

Seiwa Shoten Publishers

2-5 Kamitakaido 1-Chome
Suginamiku Tokyo 168-0074, Japan

CONTROLLING
IBS

THE DRUG-FREE WAY

by
Dr. Jeffrey M. Lackner

Translated from English
by
Daisuke Sasaki
Norie Hosoya
Ken Sato

First published in the English language in 2007
by Stewart, Tabori & Chang and imprint of Harry N. Abrams, Inc., New York
Original English title : Controlling IBS the Drug-Free Way

監訳者から読者へ

本書を手にした方の多くは，過敏性腸症候群（IBS）に悩んでおられると思います。IBS という疾患は，症状が完全に消失することは望めないとお聴きになったことがあると思いますが，医師による正しい診断と治療やコメディカル・スタッフによる支援に加え，患者さん自身が生活全般に気を配りながら自己管理すれば，幾分かでも徐々に症状の改善が必ず得られます。

本書のゴールは，医師や薬に頼るだけでなく，患者さん自身がIBSについての正しい情報を得た上で，実証された効果的なセルフ・コントロール法を身につけ，患者さん自身で症状の改善と生活の質の向上をつかむことです。医学や心理学の専門用語も多く使われていますが，この分野に詳しくない方でも，懇切丁寧な記述がなされていますので，じっくりと読み進めれば必ず理解できると思います。しかし，専門的なスキルはそう簡単に身につくというものでもありません。また，計画どおりには進まないことも多いと思います。ある時前に進めなくなったら，前に戻って読み直してください。文中にも「がんばれ！」という著者の言葉が出てきます。読者は著者の細やかな言葉に，温かい励ましを感じるでしょう。

本書の構成は3つのパートから成り立っています。パート1は，IBSに関する最新の医学・心理学分野の研究成果をふまえた情報を提供するもので，そのレベルは専門書に決してひけをとりません。パート2は，10ステップからなる認知行動療法を自分自身で実践する方法について具体的に詳しく解説されています。各ステップのはじめには症例の紹介があり親しみやすく，理解を深めるのに役立ちます。これらをたとえば1週間に1ステップをマスターすると，10週間で終わる計画です。パート3は食事療法と薬物治療についての解説です。日本人の食べものも欧米化してきたとはいえ，紹介されている食品の中には日本人にとってはまだ馴染みの薄いものもあります。日常の食事と比較しながらお読みください。IBSの食事療法について，本書ほど詳しく書かれている本はありません。最後の部分は，薬剤について解説されています。

日本では過敏性腸症候群に保険適用となっていないために使用できない薬剤もありますので，訳注を参照してください。また文中，幾つかの用語には原語もつけました。また，付録として用語解説があります。不明な専門用語の理解にお役立て下さい。

はじめに

医学的見地から公式に述べれば，IBSは，便通異常を伴い慢性的な腹痛と腹部不快感のあるいわゆる「機能性の」消化管異常疾患です。消化器の専門医は，血液検査，便検査，大腸内視鏡検査などにより「何らかの重大な器質性疾患」がないかという診断には熱心ですが，IBSと一旦診断されると，多忙なこともあって有効な治療に努めたり患者さんの訴えに耳を傾けようとしたりせず，一般的に経過を追うことにも興味を示そうとしません。医療の現場では，相談の電話を頻繁にかけてくる患者さんや，受診回数の多い患者さんは，「疾病対応行動異常」，「過度の受診」，「便通に過度に神経質」などのレッテルを貼られてしまうことが多いのが実情です。

しかし，患者さんの立場は全く異なります。多くの患者さんは消化器症状に苦しみ，生活に支障が生じ，病気の原因が判らないことや症状がよくならないことに不満を感じます。医療機関を受診しても，症状の原因について十分納得のできる説明のないまま，特別な治療がなされることもなく病院を後にすることになります。国際消化管機能異常症財団のような専門組織からの充分な支援を受けなければ，患者さんは症状に黙って耐えることになりかねません。更に悪いことに，この15年間の製薬会社の継続的努力にもかかわらず，IBSの新薬開発は極めて少ないのが現状です。また，有効性が確認された数少ない新薬も，アメリカ連邦食品医薬品局（FDA）の安全規制により，禁止あるいは厳しく利用を制限されています。これも，IBSの患者さんに無気力や不満をさらに増加させる一因となっています。

IBSの自己管理をうたった本やウエブサイトは数多くありますが，この度ラックナー博士によって出版された本書ほど，権威ある専門家が科学的な最新の知見を述べ，かつ患者さんに勇気を与えるように，平易に説いているものは他にないでしょう。本書こそ，多くの患者さんが10年以上の長きにわたり待ち望んできた情報源といえます。この本の意義を高いものにしているのは，ラックナー博士が質の高い臨床実績を通じ，本書で紹介する認知行動療法に基づく自己管理手法が極めて重症の患者さんに対しても有効であることを実証している点にあります。

本書の表や内容をざっと読んで，本書は「心理専門職」のための本であり，患者さんのためのものではないと，誤解する人も中にはいるかもしれません。なぜならIBSの患者さんは，精神科を受診するような心理的な問題や精神症状があるわけではなく，身体症状に悩んでいるからです。本書の第1の目的は，患者さんを，症状の苦しみを受ける人から症状をコントロールする人へと，変えることです。まず，病因を学び，発症の引き金を確かめ，コントロールする方策を学びます。第2の目的は，症状の病態を理解し，軽減する方策を身につけることです。第3の目的は，本書の中の特色ある技法はIBSの症状と関連する最新の脳腸相関理論を学び，脳内回路の再構築をすることです。

読者は，なぜもっと早く本書の情報が得られなかったのかと思うに違いありません。また，慢性の腹痛を伴う治りにくい症状をコントロールする方策を身に付けられて感動するでしょう。IBSに苦しむ人にとって，本書は，治療にあたる専門医に勝るとも劣らない貴重な価値を持つものと確信します。

UCLAデイビッド・ゲフェン医学部　神経科学・女性健康センター，消化器病教授
エメラン・A・マイヤー，M. D.

謝辞

本書の発刊に際して，謝辞を申し上げるべき方々のグループがいくつかあります。まず，本書は，ニューヨーク州立大学アルバニー校のエドワード・ブランチャーと彼の学生が20年以上にわたり行ってきた研究の成果に基づいています。本書刊行に当たりエドが示してくれた寛容さ，親身な姿勢，そして助言に深く感謝します。本書の構成，基本的精神および内容に結実した研究活動は，テリー・ウイルソン，ケン・ホルロイド，ダビット・バーロウ，トム・ボルコベックの4人の努力に多くを負っています。

国立衛生研究所（NIH）の国立糖尿病・消化器・腎疾患研究所（NIDDK）からの資金援助に感謝します。NIDDKの臨床実験プログラムの長であるパトリシア・ロウバックには，画期的で臨床的に有意義かつ実際的な行動療法的自己管理手法を開発し，科学的で厳密な条件の下でそのテストを行い，症状がよくならない患者さんがほとんどである現状にチャレンジする機会を与えてくださったことに特に感謝いたします。

ニューヨーク州立大学バッファロー校の医学部消化器科と科に所属する行動医学クリニックにおいて，すばらしい同僚かつ友人に恵まれたことを幸運に思います。特に，スーザン・クラスナー，レベッカ・ファース，レオナルド・カッツ，マイケル・シトリン，グレゴリ・グドレスキ，キャサリン・パウエル，プラビーン・サンパス，ケイティ・ドーシェイマー，キャロリン・ティドウイル，デボラ・ヘンブルック，アン・マリー・カロセラの名前を挙げさせていただきたい。彼らなしには，本書は存在し得なかったと言えます。

また，エメラン・マイヤー，ブルース・ナリボフの助力にも感謝します。

大学での臨床研究プログラムに参加していただいた多くの患者さんにも感謝を申し上げます。患者の皆さんが正直に，労をいとわず，積極的にIBSについての経験をご提供くださったおかげで，本書に心と魂と気力がこもることになりました。ロウリィ・キーファーとアーウィン・ローゼンバーグには，本書の各部にわたり科学的正確さの観点から注意深くチェックをいただき，大いに感謝申し上げます。

レイチャルとベンジャミンには，父が本書を仕上げるまでの間，長時間にわたり（かつしょっちゅう）静かにしてもらってありがとう。二人には必ず埋め合わせをします。

スチュワート・タボリ＆チャン出版のレスリー・ストーカーには，私たちの臨床研究の医学的内容を一般書としてより広い読者にも利用可能な形で提供することの意義を認めていただいたことに感謝します。キャロル・ターキントンには，本書の原稿を何度も書き直ことに伴うわずらわしい仕事をいとわずに行っていただいた勇気に心から敬意を表したいと思います。最後に，本書の編集者であるジュリー・スティルマンには，建設的なコメント，忍耐強さ，細部への心配り，バランス感覚，鋭いアイス・ホッケー批評に感謝申し上げます。

目 次

監訳者から読者へ　iii
はじめに　iv
謝辞　vi

パート1　IBSとは　1

IBSを概観する　3

IBSの症状を知る　4

それはIBSによる症状か？他の病気か？　5

どのように診断されるか　7

血液検査　10／便検査　10／X線透視検査　10／内視鏡検査　11／CT（コンピュータ断層撮影）　11／乳糖負荷試験　11／セリアック病抗体検査　12

どんな人がIBSになるのか　12

IBSの原因を理解する　13

消化管の運動　13／IBSは遺伝するか　14／脳の活動　14／心理的な要因　15／腸の感染と細菌　16／ホルモンの関与　16／虐待を受けた経験　17

消化管の生理学　18

脳と腸は対話する：脳－腸相関　19

ストレスとIBSは関係あるか　20／ストレスに対する身体の活動　21／脳はストレスにどう反応するか　22

あなたは「消化管反応者」だろうか　23

IBSの全体像がわかったら　24

IBSに役立つ本書の概要を知る　25

IBSはコントロールできる！　27

初めの一歩を踏み出す　28

本書のプログラムの特徴　29

IBSの達人になるには　30

次に行うことは　30

パート2　IBSに立ち向かう10のステップ　31

ステップ1　あなたの生活を左右しているものは？　33

症状を追跡してみる　34

あなたが行なう番です　36

ステップ1　やることリスト　37

IBS 日誌　38
日常のストレスワークシート　39
ステップ２　リラックス法を学んで身体をコントロールする　40
ステップ・バイ・ステップで横隔膜を使う呼吸の仕方を身につける　42
リラックスに導く呼吸の仕方　43
筋肉を弛緩させることの効用　43
弛緩反応とは　44／リラックスする時間を作る　44／良い練習場所を見つける　45／適切な心構えを身につける　45
「漸進的筋弛緩法」の実際　46
キュー法　49
数唱法　50
視覚化　51
進歩の度合を記録する　53
ステップ２　やることリスト　54
リラックスワークシート　55
ステップ３　日常にリラックス法を取り入れる　56
上手にリラックスするために　57
ステップ３　やることリスト　59
ステップ４　自分の思考に注意を払い IBS に打ち勝つ　60
良い心配　悪い心配　61
心配しすぎなのでは　62
自動思考とは　64
建設的な思考を　66
思考を捉える　67
感情でなく思考に焦点を当てる　68／シンプルに始める　68
ステップ４　やることリスト　70
ステップ５　建設的に考えることを身につける　71
結論への飛躍はないか　72
考えたことの証拠を１つ１つ確かめる　73
さあ今度はあなたの番です　76
現在の一瞬に集中する　77
日常の思考ワークシート　78
問題となる思考を他人の目で見てみる　79
ステップ５　やることリスト　80
ステップ６　困難から立ち直る　81
事実を正しく捉える　83
困難という人生の波を乗り切る　84

物事を大げさに捉えるのを避ける　85
自分の進歩を記録する　86
ステップ6　やることリスト　86
大げさに捉えるのを防ぐワークシート　87
ステップ7　これまで学んだ思考のスキルをあわせて使う　88
自分の思考を追跡する　89
ステップ7　やることリスト　91
思考追跡ワークシート　92
ステップ8　効果的に問題を解決するには　93
あなたは問題とどう向き合っているか　94
一歩ずつ着実に問題解決を進める　94
問題を解決する技法　98
ステップ8　やることリスト　100
問題解決ワークシート　102
ステップ9　強い思い込みをなくす　103
完璧を期待しすぎていないか　104
人から認められたい欲求　105
コントロールできるという幻想　105
氷山を砕くには　106
氷山の水面下に到達する　107
別の可能性を探そう　108
立場を入れ替えてみる　108／思考のリフレーミング　109／その信念は役に立つのだろうか？　109
予想の正確さをテストする　110
簡単な練習で予想のチェックをする　111
さあ，あなたの番です　111
ステップ9　やることリスト　113
核となる信念に挑戦するワークシート　114
ステップ10　自分にとって効果的な手法を見極めましょう　115
もし症状が改善されないなら　116
症状がぶり返したら　118
早期に手掛かりを突き止める　118／プログラムに取り組む　118／健康的態度を保つ　119
これからもずっと本書を携えてください　119
パート3　食事と薬剤－セルフケアのために－　121
IBSをコントロールするための食事の役割　123
食物アレルギー　124

食物不耐　125
乳糖不耐症　125／フルクトース・ソルビトール不耐症　126
食物嫌悪　126
除外食　128
食事日誌をつける　129
食物線維とIBS　130
食事日誌　131
線維の量を計算する　132／難しくはありません　135／水分を十分に摂る　136
一般的な食品の食物線維含有量　134
線維と水分以外にも注意を　137
自分の体の感覚にしたがう　137／ソファから離れて動く　138
下痢をコントロールする　138
脂肪分の少ない食事を　139／症状の引き金となるその他の食品　140／一人前の分量を知る　140
思考の糧　141
IBSのコントロールに役立つ薬剤　143
下剤　144
線維製剤，増量性下剤　144／浸透圧下剤　145／刺激性下剤　145／浸潤性下剤　146
止痢剤　146
ロペラミド　146／ジフェノキシレート　147
鎮痙剤　147
抗コリン剤　148／ペパーミント油　148／平滑筋弛緩剤　148
抗うつ剤　149
三環系抗うつ剤　149／選択的セロトニン再取り込み阻害剤　150
セロトニン関連剤　151
アロセトロン　152／テガセロッド　152
IBS治療剤一覧表　154
一覧表以外の日本においてIBSに使用されている主な薬剤（訳者作成）　156
日本において2000年以降に発売された3薬剤について（訳者より）　157
付　録　159
用語解説　160
日誌&ワークシート　167
主要参考文献　176
著者による本書の認知行動療法を用いた研究（訳者追加）　179

パート1

IBSとは

アメリカ人の4,000万人が過敏性腸症候群（Irritable Bowel Syndrome； IBS）に罹患しています。大部分の人は症状は稀にしか起こらないので何とかなっています。しかし，1,000万人は身体症状と精神症状が常にあり，食事療法や薬物治療をおこなっています。もしも，読者のあなたが後者のような人ならば，本書はあなたのために書かれた本であり，IBSの症状をいかにコントロールするかを本書で学ぶことができます。IBSに積極的に対応するための第一歩は，IBSについてできるだけ詳しく学ぶことです。パート1はIBSを理解するのに役立ちます。IBSとはどのような病気か，原因は何か，どういった人が罹るのか，どのように診断されるのか，同じような症状の消化器の病気との違いは何かなどについて学べます。IBSについての最新の科学的で正確な情報を仮説の中から抽出しています。パート2は本書の中核をなすものであり，ニューヨーク州立大学において作られ，試みられた10ステップすべてを掲載しています。読者はどのようにしてIBSの症状が始まるのかを易しく学べます。IBSの症状は，脳腸相関の神経回路の障害が関与しながら，心理，行動，環境要因の悪循環によってしばしば再燃します。本書のゴールは，悪循環の回路を修復し，症状を緩和し，生活を改善する実際的な方策を読者に示すことであります。

IBSを概観する

ジェーンは15歳の時からIBSの症状が続いていましたが，IBSと診断されたのは28歳になってからでした。時々，胃の痛みが起こり，便通は下痢と便秘の繰り返しでした。この5年間は次第に悪化し，良くなることは決してありませんでした。IBSに罹っていることは，社会生活に悪影響を与え，阻害することであると思っていました。IBSであることは，鎖に繋がれた犬のように不自由で，何事にも予定とおりに参加することなどできませんでした。特別な行事の前には体調を整えるためにトイレに何度も行き，会場に着くや否やトイレの場所を探し，トイレの近くにばかりいました。気分が良いときは無く，胃腸が生活を支配し，何をするにも感じるにも考えるにも症状に囚われるので，時々，症状から「少しの間でいいから逃れたいわ！」と叫びたくなるのでした。

ジェーンの症状は特別のものではありません。アメリカ人の成人5人に1人，約4,000万人がジェーンと同じ症状を持っています。IBSは人生の全てに影響します。仕事中でも，休暇中でも，レクリエーションの最中でも症状は起こります。この症状を持つ人の4人に1人という，ごく一部の人しか医療機関を受診しないにも関わらず，消化器科では最も一般的な疾患で，プライマリ・ケア医もしばしば遭遇する疾患です。なぜ，多くの人が受診しないのかはよく分かっていません。単に受診が煩わしいという人もいますが，どこで治療を受けられるのか，どのような治療法があるのか分からない人もいます。また，症状は治らないものだと決めつけている人もいます。「これまで受けた治療は信頼できない」として，効果のありそうなものを必死になって探し出し，効果の疑わしい家庭薬やハーブ茶などを試す人もいます。病院を受診してもその多くは医師から「あなたはどこも悪くありませんよ。症状とともに生きるようにしなさい」と言われ，病気と症状を受け入れて生きることになります。不幸なことに，多くの患者さんは特定の治療が症状を改善し，生活を正常なものにすることを知らないのです。

IBSの症状を知る

もしも読者がIBSを罹っているならば，生活の全てに影響があることでしょう。時々胃が悪いとか，下痢や便秘があるといった簡単なものではなく，医学的な疾病の一つなのです。IBSの人は，慢性の下痢，便秘，または下痢と便秘が交互にあり，腹痛または腹部の不快感があるはずです。発症当初の腹部の症状は人によってさまざまです。

多くの人は不快な症状が時々あるにすぎません。しかし，ある人にとっては症状がとても強く，心身を衰弱させるものです。家族や友人との付き合いが悪くなり，生産性が低下し，時々仕事や学校を休むようになり，収入が減り，感情が障害され，自信を失います。実際，IBSの25％の人は，少なくとも1週間にわたって健康な生活が障害を受けます。生活の質（QOL）は，糖尿病，関節炎，狭心症といった慢性疾患を持つ人よりも悪いという研究結果もあります。典型的な患者さんは，下痢，便秘，もしくは両方の便通異常があります。下痢は排便回数が多く，軟便です。下痢の人は自分の便は軟便か水様性で，1日3回以上の排便回数があると訴えます。便が軟便であることと排便の回数が多いことの両方が常に同時にあるわけではありません。通常，下痢は日中にあり，トイレに急いで行きたいという気分になります。便秘の定義は明確ではありませんが，一時的な排便回数の減少とされています。通常は硬便で水分が少なく，排便しにくく，排便時に腹痛があったり，直腸内に便は残っていないのに残便感があったりします。その結果，排便のあいだいきみ続け，長い時間トイレに座り続けることになります。IBSの1/3は主に便秘を訴え，これは「便秘型IBS」と呼ばれます。他の1/3は下痢を訴え「下痢型IBS」と称されます。残りの1/3は便秘と下痢が一定期間で交互に出現し，どちらか一つの型に分類することはできません[1]。腹部症状と便通異常が変動するのは，IBSは1つの薬剤で治療することが難しい疾患であり，症状の自己コントロールが重要であることを意味します。

もちろん，排便回数が1日3回であっても1週間に3回であっても，下痢型IBSあるいは便秘型IBSに罹患しているというわけではありません。単に排便回数が1日3回以上，または1週間に3回以下ということだけでIBSであると診断してしまうと，何とアメリカ人の95％はIBSと診断されてしまいます。排便回数は変動しますし，排便回数が何回なら下痢，あるいは便秘と正確に決めることもできません。専門家は排便回数よりも，便の硬さ，排便頻度の変化，排便の容易さなどをより重視要しています。

IBSを特徴付けるのは排便習慣の変化と，起こったり消えたりする腹部不快感です。事実，腹部不快感は，IBSの全ての型にみられます。腹痛は不快であり体調を悪くします。一方IBSの患者さんが病院を受診する動機となる大事な症状でもあります。腹痛は左下腹部痛が主であり「きりきりと痛い」などと訴えます。しかし，腹痛の性状，

1　訳注：現在はサブタイプを下痢型，便秘型，混合型，分類不能型に分けている

程度，部位などは人によってさまざまです。ある人は腹痛が最初は一箇所から始まり，次第に腹部全体に拡がると訴えます。IBS に伴う他の症状としては，腹鳴，ガス症状，粘液便，裏急後重（りきゅうごじゅう）[2]です。朝方トイレに駆け込まなければならないと訴える人がいますが，裏急後重は朝食後に多い症状です。

IBS は身体，感情，思考，行動を障害します。世の中のことを考えると暗くなったり，自分は情けない人間だと感じたり，愛する人との間に目に見えない垣根を作ったりします。しかし，IBS は精神障害ではありません。症状は精神的なものや感情からくるものではありません。便通異常は性格とは関係しませんし，望んでも，望まなくても出てくる症状です。IBS であることは，その人の落度によるものではありません。レントゲン検査や血液検査に異常はみつかりませんが，消化管の機能異常がある医学的な疾病です。消化管の平滑筋は時に強く頻回に収縮し，時に弱くゆっくりと収縮します。IBS の症状は非常に辛いので「自分はガンがあるのではないか」とか「治療しないと命にかかわる進行性の病気に罹っているのではないか」などと思ってしまいます。それで IBS の患者さんは，症状が悪くなる度に何度も病院を受診し，IBS と似ている症状の他の病気を否定するために多くの検査を受けることになるのです。もちろん，患者さんだけが IBS の症状に翻弄されているわけではなく，医師もまた惑わされています。消化器疾患の専門誌に載った報告によれば，IBS の人は不必要な腹部の手術を受ける率が高いとのことです。例えば胆嚢切除，子宮摘出，虫垂切除などです。IBS の症状で問題となるのは便通異常だけではありません。IBS の患者さんは IBS 以外の患者さんの約 2 倍，腸以外の症状を持っているのです。頭痛，背部痛，関節炎，筋肉痛，湿疹，不眠，慢性疲労症候群，性的障害などです。こうした医学的問題は心理的，身体的，経済的重圧となり，症状とともに生活する患者さんの重荷となっています。

IBS の症状はどのようにやっかいか

IBS の症状は，他の生命を脅かす病気と同様にさまざまな障害をもたらしますが，重篤な病気に結びつくものではありません。腸に出血やガンをもたらすものではなく，将来的にも障害が出るものではありません。

それは IBS による症状か？他の病気か？

IBS の症状が現れた患者さんは，潰瘍性大腸炎，クローン病，あるいは胃や大腸のガンといった重大な病気ではないかとしばしば悩むでしょう。IBS は潰瘍性大腸炎やクローン病（この 2 つを合わせて「炎症性腸疾患」と称します）とは全く別の病気です。炎症性腸疾患は自己免疫異常が関与して発症します。自己免疫疾患の一つである関節リウマチは，手足の多くの関節内に炎症を生じます。IBS と炎症性腸疾患は下痢，腹痛

2　訳注：しぶり腹。頻繁に便意を催すが排便がごく少量で，肛門の疼痛に苦しむ状態

といった同じ症状が現れますが，病態は全く違うのです。炎症が消化管の内層や壁に起こると腸の反応が引き起こり，IBS のような症状が生じます。IBS の症状は腸の炎症によって生ずるものではありません。脳腸相関の情報伝達網の悪循環によって現れているのです。これについては後ほど説明します。

IBS と炎症性腸疾患に同時に罹患する場合もあるかもしれませんが，大多数の人はどちらか一方に罹患しています。次に，IBS と類似の症状を呈する消化器疾患について述べます。

クローン病　主な症状は，右下腹部痛と血便です。更に嘔吐，微熱，食欲不振，体重減少なども伴います。クローン病の病変は，口から直腸までの消化管すべてにわたり，肛門の外の皮膚にまで拡がります。一般的には下部小腸の病変が主であり，慢性の炎症が小腸壁の深層まで及びます。

潰瘍性大腸炎　クローン病の炎症が小腸壁の深層まで及ぶのに対し，潰瘍性大腸炎は結腸と直腸[3]の最も内側の層のみを傷害し，出血性潰瘍をつくります。潰瘍性大腸炎の主な症状は腹痛と血便です。直腸から始まり全大腸へと拡がる進行性の炎症で，体重減少や発熱などもあります。大腸の炎症とは直接関連のない併存症を生じることがあります。眼病変，関節痛，発疹，口腔内潰瘍などで，このような病変は疾患の原因か結果なのかは不明です。

大腸憩室疾患　大腸憩室疾患は大腸の一般的な病気で，大腸壁に小さな袋状の憩室を形成します。40 歳以上の人の約 10 %にみられます。高齢者に多い病気で，60 歳以上では約半数に憩室があります。憩室の原因は低線維食と考えられています。低線維食を食べ続けると便は小さく硬くなり，排出するのに大腸は強く収縮するようになります。持続的に大腸に強収縮が起こると，大腸壁の一部が筋層の弱いところから外側に脱出し，憩室となります。憩室そのものは消化器症状をもたらすものではありませんが，時々軽い腹痛，腹鳴，便秘などがあります。大腸憩室疾患の約 1/4 の人には憩室の炎症や大腸の狭窄が起こり，憩室炎といいます。大腸憩室炎になると悪寒，発熱，嘔気・嘔吐，腹痛，便秘などを伴うようになります。症状の程度は炎症の程度と相関します。

大腸ガン　結腸と直腸に出現するガンを「大腸ガン」と総称します。多くは大腸粘膜に生じた小さいポリープから進展します。時には大腸壁内細胞のガン化によって発症します。ガンが出来ても小さいうちは無症状です。ガンが大きくなると症状がでますが，発生部位によって症状は異なります。最も一般的な症状は下痢，便秘，ガスによる腹痛，血便，貧血，易疲労感，便柱の狭小化，下腹部痛，予期していない体重減少などです。

3　訳注：結腸と直腸を合わせたのが大腸

重篤な疾患の警告症状

腹痛と便通異常はIBS以外の多くの疾患で出現しますが，初期の段階では多くは原因が不明です。時には生命を脅かす病気のこともあります。IBSの症状は重篤な疾患と同じような強い腹痛があり，体調が悪くなりますが，腸そのものが損傷を受けるということはありません。腸に損傷をもたらすような重篤な疾患の症状と徴候がないかどうかを知ることはとても重要です。以下の警告症状は，IBSにはみられず，重篤な疾患にかかっている可能性があり，検査を受ける必要のあることを意味します。

次のことがあったら，受診するのがよいでしょう。

- 血便（血液が便に赤いスジ状に付着しているか，タール状）
- ダイエットをおこなったとか，運動をしたとかの理由がないのに，短期間に3 kg以上の体重減少がある。
- 39℃以下の熱が時々ある。
- 50歳以上での突然の発症
- 夜間，腹痛で目が覚める。
- 大腸ガン，炎症性腸疾患，セリアック病[4]の家族歴
- 突然，便通が下痢又は便秘になった。

もしも医師がIBSと診断し，上記のような警告徴候もないならば，消化器の重篤な病気は無いと安心してよいでしょう。症状が続いても危険ではありません。例えば，血便はクローン病や大腸ガンなどといった重篤な消化管疾患の徴候ですが，一方で，厄介ではありますが痔のようなより問題のない病気でもみられるからです。同じように，血縁者に大腸ガンの人がいる場合は重篤な消化管疾患になる確率は高いかもしれませんが，IBSにはならないという訳ではありません。警告症状があっても，医師とともに検討し，適切な検査を行ったかどうかが重要です。

どのように診断されるか

あなたは時々出現するさまざまな症状に苦しんでいることでしょう。IBSが一般的な病気であるにもかかわらず，医療機関を受診するのはごく一部の人のみです。症状が起こってもIBSと診断されるまでの数年間は症状が少ないのです。しかし，症状の程度，性状，便通の変化があったならば受診するべきです。医師は症状がIBSによるものであることを確実にしたいし，IBSと類似する以下のような重篤な消化器疾患を除外したいのです。

- 潰瘍性大腸炎
- セリアック病

4　訳注：小腸粘膜面に障害が起こり，食物の吸収が妨げられる。詳細は12頁

- クローン病
- 大腸ガン
- 腸閉塞
- 大腸憩室疾患
- 腸管感染症
- 子宮内膜症
- 甲状腺疾患

胃腸の調子が悪くなった時には，かかりつけ医か消化器専門医を受診すると思います。診察では簡潔に症状を説明する必要があります。自分以外に症状について知っている人はいません。医師には次の質問の答えを準備しておきましょう。

- 症状はいつから始まったか
- 症状はどれぐらいの頻度で起こるか
- 症状をどのように感じるか
- 症状はいつでるか
- 症状はどれぐらい続くか
- 症状は生活にどんな影響を与えるか

医師が以前に全てを聞いていたとしても，気まずくなることはありませんから，面倒がらずに症状について述べてください。時間が多くかかることは心配しないで，いくつかの項目を省略するなどしないでください。受診したときには，医師にあなたが気になっていることや，疑問に思っていることを全て聞くようにしてください。最もよい方法の一つは，受診したときに次の項目の当てはまる症状があるなら□にチェックを入れておいたのを医師に見せることです。医師があなたの症状を理解するのにとても役立ちます。

当てはまるところをチェックしましょう

私には過去 3 か月間に，以下の症状がありました。

□ 腹痛または腹部不快感があった。
□ 腹痛または腹部不快感は排便後に消失する。
□ 排便回数の変化があった。回数が多くなった（下痢），又は少なくなった（便秘）。
□ 便は軟便や水様，又は兎糞状や硬便
□ 胃部の膨満感
□ 裏急後重（トイレに行きたくなると少しも我慢できない）
□ 排便時にいきむ
□ 粘液便
□ 残便感
□ 腹部の症状が出ることが，すべての物事や生活に影響する。

IBS と診断することができる特異的な検査はないので，医師にとっては，患者さんが症状をきちんと訴えることが，同じような症状のある他の消化器疾患と IBS を鑑別するのにとてもよいヒントとなります。かつてIBSは「屑篭診断」として扱われていました。これは，症状を他の疾患で説明できないことが判った後にIBSと診断していたのです。最近の研究は進歩し，現在は症状を聞いてIBSの診断基準であるローマ基準に合致するかどうかで診断します。最も新しいローマ基準はローマⅢで，IBSなどの機能性消化管障害の診断基準を決めています。ローマ基準は，IBSの診断が不十分であると感じていた国際的な研究者グループによって作成されました。IBSを診断するのに症状から考えられる全ての疾患を除外するための検査を行うのはお金と時間がかかり，苦痛を伴い，患者さんにも医師にとっても煩わしいものです。専門家は，IBSの患者さんが持っている症状の特徴的なセットを決めて診断基準を作ることは，他の病気があるのではないかと思うよりも有用であると考えました。ローマⅢのIBSの診断基準では過去3カ月間以上にわたり1カ月に3日以上続く腹痛または腹部不快感があり，次の項目のうち2つ以上が当てはまることとしています。

- 腹痛または腹部不快感は排便によって軽快する。
- 排便頻度の変化がある。
- 便形状（外観）の変化がある。

IBSと診断された患者さんは，他の症状も訴えます。次の症状は診断に必須ではありませんが，IBSの診断をより確かにするものです。

- 排便回数が週に3回以下，又は1日3回以上ある。
- 腸が空になるまでいきむ。
- 突然，排便したくなる，又は十分に出た気がしない。
- 粘液便
- 腹部膨満感，腹鳴がある。
- 兎糞状の硬便，又は軟便～水様便

ほとんどのケースでは精密検査を行わなくても，症状の内容・重症度・身体所見・病歴・ローマ基準によりIBSと確実に診断できます。症状によっては精密検査を行うこともありますが，症状の持続期間，年齢，家族歴，発症時期，症状の変動などがある場合です。例えば50歳以上の人は大腸ガンの有病率が高いので，症状が重く，突然発症したのなら，徐々に発症し，症状が数年間続いたというような若年者とは異なり，より精密な検査をおこなうことになります。医師は精密検査を行う場合には詳細に病歴を聴取し，注意深く症状を聞き取り，身体の診察を行うでしょう。診察のときに医師は左下腹部を強く圧迫したり，直腸指診を行います。医師は直腸指診のときにはゴム手袋をはめて潤滑剤を指に付けて直腸に挿入し，異常の有無をチェックします。IBSの患者さんはしばしば直腸指診にやや不快な感じがありますが，大腸に他の病気があるという訳ではありません。医師は症状の性状，年齢，既往歴，家族歴などに応じて血液や便の検査を行います。

血液検査

血液検査は検体の採取が容易で，身体の病変に関する重要な情報源となります。多くの場合，血液検査結果と症状とに関係が無いことは，IBS であることを裏付けます。一般的な血液検査の項目には血中甲状腺刺激ホルモン（TSH），血沈が含まれます。末梢血の検査では赤血球数，白血球数，血小板数，血色素量をみます。赤血球数の減少は貧血を意味します。貧血があることは身体に何らかの問題のあることを示しています。なぜなら赤血球には酸素を体に運搬するヘモグロビン（血色素）が含まれているからです。貧血は稀な遺伝性疾患，感染，ビタミンや鉄といった栄養素の欠乏，クローン病のような消化器の重篤な疾患によることがあります。白血球は炎症と闘う血球で炎症が体におこると沢山出現してきます。甲状腺疾患は，IBS が発症することの多い青年期において一般的に見られる疾患です。下垂体ホルモンである甲状腺刺激ホルモン（TSH）を測定することによって甲状腺ホルモンの量を検討します。甲状腺刺激ホルモンが高いときは甲状腺機能低下症であり，低いときは甲状腺機能亢進症です。甲状腺機能低下症では便秘となり，甲状腺機能亢進症では下痢となります。血沈は炎症の有無をみる一般的な検査で，細いガラス管の中に入れた血液中の赤血球がどの位早く下に沈むかをみます。正常では赤血球がとてもゆっくりと下降し，炎症があると早く下降します。血沈では炎症の部位や原因は判りませんが，IBS では炎症はないので血沈は正常値です。

便検査

寄生虫に感染すると，寄生虫は消化管内で生息し，下痢をもたらします。病院では下痢型 IBS の人に自宅で便を採る容器を渡します。検査室では便中の寄生虫卵の有無をチェックします。また，消化管からの出血の有無をみるために便中の潜血も検査します。IBS では潜血は陰性です。潜血が陽性であるからといって重篤な病気があるとは限りません。いぼ痔や切れ痔でも便に血液が混じることがあるからです。切れ痔は便秘の人が排便時に硬い便を力んで出したときに起こることがあります。いぼ痔や切れ痔は健康に重大な影響をもたらすことはありませんし，治療もできます。便中の脂肪滴の検査も行われます。正常な場合，脂肪はほとんど吸収されるので便中に含まれてはいません。小腸から消化吸収を受けずに脂肪が大量に便に出てしまう病気もあります。IBS の専門医の多くは，幾つもの検査を行わなくても診断が可能であると考えています。しかし，病歴や症状が複雑な場合は精密検査を要することとなります。消化管の上部・下部の内視鏡検査や X 線透視検査，乳糖不耐症の検査，セリアック病の抗体検査などです。

X 線透視検査

上部消化管 X 線透視では食道，胃，小腸上部を検査します。検査の時は，金属のような味でチョークのような色の液体のバリウムを服用します。バリウムは消化管を充満し，壁に附着します。上部消化管 X 線透視によって消化管の狭窄，腫瘍，潰瘍の箇所が判明し，消化管運動の異常がないかもチェックします。下部消化管X線透視では直腸，結腸，下部小腸を検査します。検査時には潤滑剤を塗ったチューブを肛門から入れてバリウムをゆっくりと直腸内に注入します。バリウム造影剤によってポリープ，潰瘍，憩室，狭窄の有無，結核，腫瘍，ガン，その他の疾患などを検査します。

内視鏡検査

内視鏡により直接的に大腸を観察し，組織検査も行えます。長い大腸内視鏡を肛門から挿入し，テレビモニターに大腸の像を写し出します。炎症や潰瘍がどれ位大腸に及んでいるかが判ります。直腸内視鏡では直腸からS状結腸までを観察します。S状結腸鏡の中でも柔軟性を持たせたタイプのものは，S状結腸のねじれや反転をよく観察できます。麻酔は不要で，容易に検査ができます。出血，炎症，腫瘍，早期ガンなどを見つけることができます。大腸に炎症性疾患があるときには，大抵S状結腸に炎症があり，診断に役立ちます。大腸内視鏡は大腸全体を観察することができ，ガン，炎症，ポリープ（小さいサクランボ状のいぼ）を見つけることができます。多くの場合，大腸内視鏡は大腸早期ガンの診断のために用いますが，炎症性腸疾患や憩室の診断にも用います。大腸内視鏡は前処置が必要で，検査の24時間前に大腸をクリーンにします。検査時には軽く麻酔をかけることもあります。ポリープは大腸内視鏡によって切除でき，ガンの疑いのある場合には生検を行い，組織診断のための資料を採ります。大腸の出血がある場合には薬剤の注射，電気凝固，止血用レーザープローブなどにより止血を行います。

最近，バーチャル大腸内視鏡が開発されました。X線CTを用いて直腸から小腸末端までの三次元画像を作成します。大腸内視鏡よりも低侵襲性なので楽に検査できます。麻酔は必要がなく，検査後は直ちに仕事に戻ることができます。従来の大腸内視鏡よりもきれいな像が得られ，短時間で終わります。欠点もあり，ポリープの切除や生検は行えません。また，大腸内視鏡では見つけることの出来る10㎜以下の小さいポリープは見つけられません。何らかの病変があったときには大腸内視鏡も行うことになります。50歳以上の人は大腸ガンのスクリーニング検査として大腸内視鏡が推奨されています。若年者でも大腸ガンの家族歴のある人や，炎症性腸疾患のような重篤な大腸の病気が疑われる下痢や，体重減少のあるときには大腸内視鏡を行うのが良いでしょう。

CT（コンピュータ断層撮影）

必要に応じてCT検査が行われます。CTでは大腸，小腸，胃，肝臓，脾臓，腎臓，横隔膜などの三次元画像を得ることができます。CTによる画像は腫瘍，炎症，腎結石，憩室，虫垂炎のような腹痛をもたらす疾患の診断に役立ちます。

乳糖負荷試験

乳糖不耐症の人は小腸の乳糖分解酵素の欠乏があり，乳糖を多く摂取すると症状が出現します。乳糖不耐症の症状はIBSと類似しており，吐き気，腹痛，ガス症状，下痢などです。したがって乳糖不耐症を症状から診断するのは難しいといえます。診断法には，乳糖負荷試験と水素呼気試験があります。乳糖負荷試験では乳糖を含んだ水溶液を飲んで2時間の間に数回採血し，血糖を測定します。水素呼気試験は呼気中の水素濃度を測定します。水素をはじめ幾つかのガスは乳糖が消化されないときに体内で発生します。発生した水素は血中に入り，呼気から排出されます。一般に呼気中の水素は微量なので大量の水素があるならば乳糖不耐症の可能性があります。しかし，食物，薬物，タバコなどは水素濃度に影響するので呼気試験で確診が得られる訳ではありません。

セリアック病抗体検査

IBSの症状の下痢，腹痛，腹鳴などはセリアック病でも起こります。セリアック病は小腸粘膜面の障害があり，食物の吸収が妨げられます。セリアック病の人には，パン，パスタ，クッキー，ピザの皮など小麦，ライ麦，大麦などから作られる食品に多く含まれるグルテンに対する不耐があります。これらを食べると小腸を傷害する免疫反応がおこり，血中特異的自己抗体が高値となります。抗体とは身体が危険と感じた物質に対して反応して免疫系によって作られる蛋白です。自己抗体とは自分の身体の細胞や組織を攻撃する蛋白です。セリアック病のスクリーニングに際しては，患者さんにグルテン含有食を摂ってもらい，血中のセリアック病関連抗体を測定します。確定診断のためには小腸生検を行います。

どんな人がIBSになるのか

IBSの症状はとても不快なので，症状について語りたくない人が多く，どれ位多くの人がIBSに罹患しているのかはよく判っていません。専門家は世界の人口の約20％が罹患していると推定しています。アメリカだけで4,000万人の患者数であり，糖尿病，喘息，片頭痛，心疾患よりも多いのです。

IBSは全ての職業，民族，人種，年齢，社会的階級にみられます。一般的にIBSの症状は青年期後期か成人前期に出現するため，多くの人は若年者の病気という印象を持っています。しかし実際のところ，IBSはかつて考えられていたよりも高齢者に多いのです。専門家は一般高齢者の10〜20％はIBSに罹患しているが，診断されていないと推定しています。一般的な消化器疾患については，大腸憩室疾患のような高齢者に多い疾患に医師は注目しやすく，IBSという診断をするのに消極的になりがちです。極端な場合，IBSの症状は老化に伴う症状にすぎないと考えている医師もいます。老人がIBSの症状を訴えても，あなたはIBSではなく，腸が老化したのですと説明します。

IBSに罹患する比率が明らかに高いのが女性です。IBSの60〜70％は女性であり，15〜24歳は同年代の男性と比べるとはるかに患者さんの数が多くなります。なぜ女性に多いのかは判っていません。研究室レベルの知見によれば生物学的性差として一つの理由が挙げられています。IBSの80％は痛みに対する過敏性があると考えられていますが，女性は大腸伸展刺激による痛みに敏感で感じ易く，消化管に少しの刺激が加わっただけで腹痛が起こるのです。

欧米社会では女性がIBSの症状を持ったときに，男性よりも頻回に受診する傾向にあり，男性はIBSの症状で受診するのはとても恥ずかしことと考えるといった，文化的要因も性差に関与します。若い男性が腹部の症状で定期的に受診することは少ないのですが，多くの女性は1年に1回は婦人科を受診するので，その時に消化器症状を訴えると，消化器専門医に紹介されることになります。インドやスリランカでは医療機関を受診するのは女性よりも男性が多いので，IBSは欧米の女性とほぼ同じくらい男性に一般的な病気です。また，病気に対する民族間の対応の差，医療保険の加入状況などにより受診状況は異なると考えられています。

IBSの原因を理解する

IBSは精神障害ではありませんし，炎症性腸疾患にみられるような消化管の傷害もありません。IBSは消化管には病理学的所見はみあたらないものの，消化管がうまく働かない「機能異常性疾患」と考えられています。IBSでは消化管の神経が特定の食物，ホルモン，ストレスなどの引き金因子に過度に反応しますが，この「過敏性」が腹痛や便通異常などの症状を生むのです。研究者は遺伝，脳機能，心理ストレス，感染，ホルモン，虐待歴などの幾つかの要因が複合して発症すると考えています。これらの要因がどの程度関与するのかは個々人によって異なります。

消化管の運動

消化管運動によって食物や食物残渣は消化管内を移動します。IBSの多くは異常な消化管運動を呈します。消化管を食物などが通過する時間を「通過時間」と言います。IBSの下痢型は便秘型よりも通過時間は短いのですが，患者間では大きくばらつきます。何故なら，ある週は軟便か水様便なのに，次の週には硬く，兎糞状になるからです。消化管運動の程度は，消化管の筋収縮の強さと頻度を測定して判定します。下痢型では強く頻回の推進性収縮が起こり，便は速やかに大腸から排出されるので，便から水分を吸収して便が硬くなるのが妨げられて下痢便となります。便秘型では推進性の収縮が少なく，S状結腸の蠕動（ぜんどう）が亢進し[5]，便は消化管内をゆっくりと移動し，硬く出し難い便となります。IBSの25〜75％に消化管運動異常があります。しかし，消化管運動異常では腹痛，残便感，腹鳴などの症状を説明することはできません。消化管運動異常はIBS以外の消化管疾患でもみられますが，重症のIBSでは重要な要因です。

5　訳注：S状結腸が痙攣し，弁のような状態となるために便が出難くなる。痙攣性便秘と呼ばれる

IBSは遺伝するか

あなたの親，子供，兄弟にIBSの人はいますか。もしそうであってもあなたに限ったことではありません。IBSは家族内発症があるとされています。メイヨークリニックの調査ではIBSの患者さんがいる家族は2倍の発症のリスクがあるとされています。このことはIBSには何らかの遺伝が関与していることを意味しますが，髪の色や目の色のような遺伝形式とは異なります。親は子供にIBSの症状をもたらす素質（素因）を伝えます。その素因が環境因子と複合すると症状が出現します。一般的な環境因子は経済的問題，心的外傷体験，近親者との離別，新しい環境への引越し，愛する人や仕事を失うことなどです。

遺伝的負荷があったとしても必ずIBSに罹患するという訳ではありません。遺伝的要因を研究する方法として双生児の研究があります。双生児には一卵性と二卵性があり，同じ遺伝子を保有する比率が異なります。一卵性双生児は遺伝子を保有するのに対し，二卵性双生児は50％のみが同一です。もし，IBSが遺伝と強い関連を有していれば，一卵性双生児はかなりの割合で二人とも発症することになります。ワシントン大学で行われた研究によれば，一卵性双生児のIBSの発症のリスクは2倍であるが，双生児の80％以上は一卵性でも二卵性でも発症していないのです。言い換えると，IBSは生物学的に同等の人において発症するとは限らないということになります。また，IBSは家族歴の全く無い人でも発症します。

このことは，遺伝的要因はIBSの病因のジグゾーパズルの一片にすぎないことを意味します。IBSの病因となる特定の遺伝子は見つかっておらず，発症に一定の要因があるというわけでもありません。発症には成長過程の社会生活の中において，家族の中で学習された行動様式が関与していることが考えられます。例えば，子供は親の問題解決行動をモデルとして模倣し，その初期の観察に基づき自分の行動を形成します。過保護の親は子供が自分の身体症状を心配することをかえって促し，その後の人生で健康問題をコントロールしやすくする対処方法がどうあるべきかを教えるのに失敗します。

ジョン・ホプキンス病院の研究では，幼少時に母親から便通についての関心を多く与えられた人はIBSに罹患しやすいと報告されています。更に親がIBSの子供は，そうでない子供よりも症状を克服することが下手ということです。もちろん，あなたが親からIBSになり易い遺伝子を受け継いでいたとしても，必ずIBSになる訳ではありません。人は常に症状を予防し，コントロールしたり，重症化しないようにする考えや行動を身につけることができるからです。

脳の活動

正常な状態では時々刻々の消化管活動は無意識的に行われており，内臓や組織に傷害が発生したときにのみ脳に情報が送られます。一日の間に消化システムが正常に働くために起こる活発な消化管収縮が起こっても腹痛が自覚されないのに，食中毒や虫垂炎のときには腹痛を自覚するのはこのためです。

消化管からの刺激に対する感受性は個人によって異なり，IBS の人はそうでない人と比較すると消化管の収縮，ガス，便の通過などに対する感受性が高いといわれています。こうした知見から，研究者の中には，胃の痛みといった不快感をコントロールする役割がある脳の回路が，IBS の患者さんの場合誤って発火しているのではないかと推測する者もいます。UCLA で行われた研究では，健常人と IBS とに脳スキャンを行いながら大腸にバルーンを入れて痛みを感じる程度の伸展刺激を加え，腹部症状が出現したときに脳のどの部位が発火するかを見ることを行いました。大腸伸展刺激を加えると，IBS では特徴的な脳の活動パターンがみられます。IBS ではない人は，痛みの抑制経路の活動が高まります。IBS では抑うつや不快刺激に対する脳の感受性が亢進します。すなわち，健常人では脳は大腸からの痛みや不快感を弱めるのに対し，IBS ではより強くなるようになり，侵害刺激があるという警告をだすのです。バッファロー大学の研究では，本書に記載されている IBS に対する対応技法を身につけることによって，脳の反応を部分的に転換できると示されています。

心理的な要因

IBS には，特定の身体的原因が見出されないことから，長い間 IBS は心理的または精神的問題であると誤って考えられていました。これは正しくありません。IBS は消化管の機能異常性疾患なのです。IBS を精神疾患であるとするのは，自動車が故障したときに自分の車に「ばかもの」と怒鳴るのに似ています。確かに IBS の 60 %は消化器専門医を受診すると，抑うつ状態，不安状態，または性格的問題があると言われます。しかし，調査の対象となった患者さんは治療を求めて消化器の専門医を受診した人達です。IBS の症状があっても医療機関を受診しない人は非常に多く，調査にはこのような人は含まれていません。

ノースカロライナ大学の研究によれば，IBS の症状があっても医療機関を受診しない人の心理状態は消化器症状のない人と同じく正常であり，心理的問題とは無関係であることが明らかになっています。もしも IBS が心理異常の疾病であるならば，症状のある人は医療機関を受診しようがしまいがより強い心理的問題を有するはずです。IBS の人は症状が悪化してから受診する可能性が高いことから，精神状態も悪くなっていると考えられます。

このことは，IBS の人にとってストレスが何故重要かの理由の一つです。イギリスでは，IBS の 2/3 は症状が出る直前にストレスとなる人生の出来事に遭遇しているという報告があります。例えば，IBS は青年前期に発症しますが，その時期は家を離れたり，学校を卒業したり，経済的に独立したり，終日勤務を始めたり，恋人をつくったりといったストレスとなる出来事に次々と出合います。それでは，IBS はストレスによって起こる病気なのでしょうか。いいえ，心理的ストレスが IBS の病因であるという科学的な証明はなされていません。ストレスはガンや心臓病が身体症状をもたらすのと同じように身体症状を悪化させます。IBS の患者さんは腸を傷害するほどのストレスを持っていなくとも症状がありますし，IBSの症状の無い人にも，ストレスは腹部症状をもたらします。しかし，IBSの人は健常者に比べストレスによる腹部症状への影響がより強いと訴えます。こうした理由から，IBSの人へは，平均的な人よりも自分のストレスを気にしてコントロールすることに熱心な傾向があると考えられています。

腸の感染と細菌

最近の研究で，IBSは腸内細菌の異常増殖が関連していることが報告されています。腸内細菌の異常増殖とは，大腸内の細菌叢と類似した状態が小腸内でみられることです。この状態は「逆流腸」の状態であり，腹鳴，ガス，下痢，食後の腹痛をもたらします。

サウスカロライナ大学で100人の患者さんについて調査した結果では，IBSの約80％は呼気テストで，ある特定のガス産生性細菌の腸管内増殖がみられ，呼気テストの結果に従って抗生物質による治療を行ったところ患者さんの約50％は症状の軽減がみられたということです。研究結果からIBSの病因は細菌であると結論づけております。この理論は興味深いのですが，多くの消化器病専門医は，腸内細菌の異常増殖はIBSの10％以下にみられる稀な状態であり，この説が他の研究者による高い精度での追試に何回も耐えた上でなければ，この説を受け入れることも，また全ての患者さんに抗生物質による治療を行うことについても消極的な状況にあります。

現在のまでところ，IBSの病因となるようなウイルス，細菌，寄生虫などは特定されていません。しかし，これらの感染は特定の環境下においてIBSの症状となる腸の反応を引き起こす因子となると考えられています。実際，IBSの中には胃腸炎の後に症状が出現した人がいます。胃腸炎は腐敗した食物や水を摂取したときに起こります。胃腸炎になると免疫系が障害され，下痢が起こり，ミネラルや水分が大腸から失われます。下痢は3日位続くのみですが腸炎は数週間持続し，その後に消化管粘膜が正常に戻ります。大多数の胃腸炎の患者さんは治りますが，約25％はIBSへと進展します。細菌は腸の過敏性を増し，感受性を高める引き金となり，IBSの症状をもたらします。このような例は腸炎後IBSと称されます。女性に多く，下痢の期間が長く，最初の感染から4カ月間に対人関係のストレスが多いことが報告されています。ストレス下に腸管の炎症が起こると，腸管の浸透性が亢進し，体内に毒素などの侵入を防いでいる防御機構が破綻し，細菌やウイルスが腸管に侵入し，大腸の運動亢進や知覚過敏をもたらします。これが感染後IBSの腹部症状の説明ですが，この理論はIBS全体のごく一部に当てはまるにすぎません。

ホルモンの関与

女性は排卵期，妊娠時，閉経後など月経に関連して症状が変動することがよく知られています。女性のIBSは，IBSに罹患していない女性よりも月経前困難症があり，月経時の疼痛も強く訴えます。初経のときにはIBSの症状を初めて自覚することが多くあります。これらの事実は女性ホルモンのレベルの変動がIBSに影響することを示唆します。

ホルモンとは血液を介して特定の化学物質を伝達するもので，一つの組織から他の組織へと情報を伝えます。ホルモンは免疫，再生，発育，睡眠，気分，消化管機能など，全ての身体的事象に関与します。女性ホルモンの主要なものはプロゲステロンとエストロゲンの2つです。動物実験ではエストロゲンは腸管の知覚を過敏にします。プロゲステロンは月経周期と妊娠を制御するホルモンですが，腸管の筋弛緩作用もあります。プロゲステロンとエストロゲンは月経前期に最も低値となりますが，そのときに腹痛，下痢，腹部膨満などの消化器症状は悪化します。急速な性ホルモンの変動は月経周期と関連するIBSの症状の重要な要因であることを示唆します。

月経周期と関連するIBSの症状にはプロスタグランジンが関与するとの報告もあります。プロスタグランジンは腹痛や炎症と関連するホルモン様物質で，女性では月経血を排出するための子宮収縮を刺激し，疼痛のあるときにはプロスタグランジン類の量が多くなり，過敏になります。最近のノースカロライナ大学の研究では，IBSの女性の半数は腹痛や腹部膨満感などの消化器症状が月経と連動して変化し，70％は月経時に症状が悪化するのですが，IBSに罹患していない女性では症状の変動があるのは34％に過ぎないとされています。

性ホルモンに関連するもう一つの視点は，男性ホルモンとIBS症状との関連です。イギリスでは，男性ホルモンのテストステロンの血中濃度の低い人は大腸をバルーンでふくらませた時に生じる腹痛をより強く訴えるという報告があります。残念ながらこの報告の研究方法はホルモンの変動が症状と関連するか否かを判定するような方法ではありません。各種の消化管ホルモンがIBS症状の要因であるか否かの研究もなされています。コレチストキニン（CCK）は小腸で産生される消化管ホルモンの一つで，消化管の運動に関与し，胃からの食物の排出を遅延させ，大腸収縮を亢進し，消化液の分泌を亢進します。CCKは食後の膨満感をもたらします。ある研究ではIBSの症状が食後に悪化するのはCCKの過剰分泌が関与するとの報告がありますが，結論は得られていません。

虐待を受けた経験

性的，身体的虐待はIBSの発症と経過に影響するとの報告があります。虐待と症状の間にはIBSに限らず一定の関係がありますが，IBSの症状で受診した人では30〜50％に幼少時の虐待，無視，両親との離別などの外傷体験があるという報告が多くあります。一般人が幼少時に性的虐待を受ける率は男性が5％，女性が20％であります。IBSで虐待歴のある人はより症状が重く，生活の質（QOL）が悪く，より専門的な治療を必要とします。IBSと虐待の間に安定かつ一定した関連があるかというと多分違います。

第1に，幼少期に虐待を受けた人は，人生の早期に不幸な出来ごとに耐えることによって，その後の人生において健康上の問題へと進展するようなことから自らを守るという，著しい回復能力と寛容さを持つ人となります。虐待とIBSの関係は言われているほどは強くはないでしょう。なぜならIBSと虐待の関係を支持する研究は消化器のクリニックを受診したIBSの患者さんのみを対象としており，IBSの症状がありながら医療機関を受診しない人も大勢いるからです。

第2に，虐待がIBSへと繋がる場合でも関連は多分に限定的です。虐待はIBSのみならず一般的な健康上の問題に関わるものです。これは，幼少期に性的虐待を受けた比率が，成長後発症するさまざまな病気の中で，IBSにおいて特別に高い値を示すわけではないことから判ります。例えば，頭痛，腰痛，骨盤痛，不安，抑うつ，人格障害などにおいても高い虐待歴が報告されています。虐待歴は成人してから発症する諸症状と一定の関係があるのであり，IBSに限ったことではないのです。

第3に，IBSと虐待との関係を主張する研究は，ある一群の人たちに，過去何が起こったかという分析に拠っています。しかし，人は過去の虐待を正確には思い出せないという研究上の制約があります。厳密に計画された長期間にわたる個々の患者さんの追跡調査からは，幼少時の虐待と成人のIBSに併存する疼痛性疾患との病因論的関係を支持する結果は得られていません。一般的に言えば，虐待とIBSの関係はたとえあったとしても強い関係ではないといえます。虐待歴のある人がIBSになるのかということについては今後更なる検討が必要であります。

*

これまで述べてきましたようにIBSの病因は一つではありません。ある患者さんには遺伝，消化管の炎症など身体的因子が関与し，他の患者さんにはストレス，外傷体験，親の養育態度，幼少時の虐待などの行動上あるいは心理上の因子が関与しています。IBSはいくつかの因子が関連しあって発症するといえます。しかし，IBSは慢性疾患であり，多くの場合初発症状の原因となる因子と，症状の持続因子とは異なります。本書では消化器症状がどのように始まろうとも，症状を長期間にわたり持続させている因子を特定し，それに取り組むことを援助します。そのためにはまず，IBSとIBS以外の人の消化器官の生理学的役割について理解することが大切です。

消化管の生理学

消化とは，食物を吸収できるように微細なものとし，細胞の栄養とエネルギーとなるようにする過程です。消化管は口から始まり約9メートルで直腸に達します。全過程を述べましょう。例えばりんごを一口かじったとします。りんごは口から食道へ入ります。さらに食道の筋収縮によって胃へと送り込まれます。胃に入ったりんごは胃液と混じり合って小腸に送られます。小腸はらせん状で全長約6.5メートルの器官であり，胃と大腸を繋いでいます。小腸の真ん中のあたりまでで食物は更に砕かれてビタミン，ミネラル，糖質，脂質，蛋白質，水となり小腸壁から血中へと吸収されます。液状の残渣は大腸に運ばれ，更に残っていた水，ミネラルが吸収されます。大腸では腸内容物を固形化し，便を形成します。便は排出されるまで直腸に貯留されます。

食物は腸管の筋の収縮や弛緩による規則的な運動（蠕動運動）によって移動します。この過程は消化管運動といい，神経，ホルモン，大腸の筋の電気的活動によって調節されています。1日に数回，強収縮が大腸を伝播し，腸内容物を肛門側へと移動させます。強収縮が数回起こると排便となります。健常人では筋収縮は規則的であり，速くも遅くもありません。しかし，IBS ではある特定の条件下において過敏となり大腸内の水と内容物の移動速度が変わります。

下痢では食物は速く消化管内を通過し直腸へ達するので，水が吸収されずに便は硬くならず，軟便〜水様便となります。このときに大腸では大蠕動が起こり，腹痛をもたらします。便秘では推進性の筋収縮の起こり方が少なく，腸内容物はゆっくりと移動します。それゆえ腸内容物から水分が吸収される時間が長くなり硬便となります。このときは大腸の筋の強い収縮は起こらないのですが，ガスが作られて大腸を拡張して腹痛をもたらします。

大腸の筋の収縮の変動は IBS の便通異常の病態の説明とはなりますが，他の症状を説明するものではありません。例えば，腹痛の程度と大腸の筋の活動性とが同じ程度であるとは限りません。たとえ消化管に運動異常があったとしても便秘や裏急後重などの症状のときに常にそれがあるというわけではありません。大腸の痙攣が起こっていない人もいますし，痙攣が起こっても症状のない人もいます。健常人でも消化管の痙攣は時々起こります。IBS では消化管内のガス，少量の食物の摂取，または直腸が充満されるといった生理的現象の時でさえ腹痛を覚えることもあるのです。このことは IBS では消化管の疼痛や不快感などの知覚の感受性の亢進があることを示唆します。

脳と腸は対話する：脳−腸相関

脳は体からの侵害刺激情報を痛みとして知覚するのに重要な役割を果たしています。このため，従来の IBS の研究は消化管そのものに中心がありましたが，現在は症状と関連する脳−腸間の反応に移りつつあります。腸は脳に情報を送り，脳で処理された情報は腸管に伝わります。理想的には脳と腸は二人乗りの自転車の運転のように両者が協同して働くことです。この「脳と腸の対話」は，例えばハンバーガーを食べる前に臭いをかいだだけで胃液が分泌することなどを指します。脳と腸が協同している限り消化管の諸機能は支障無く行われます。

しかし，時に協同に支障が生じます。すると内臓知覚に関する情報を伝達する消化管の神経は過敏になり，大腸は少しの刺激でも強く収縮し，脳は腸から伝わった痛み刺激をフィルターにかけて判別する機能が十分働かなくなります。脳−腸相関が破綻すると大腸内の便やガスの移動などのやや不快な刺激を痛みとして感じるようになるのです。直腸にバルーンを挿入して腹痛が起こる程度に拡張刺激を加えて痛みの程度を問診するという実験では，IBS の患者さんは健康な人よりも少しの刺激で痛みを訴えます。この現象は「内臓知覚過敏」と称されIBSで脳－腸相関の破綻がある一つの証拠と考えられています。脳－腸相関の破綻の原因はなんでしょうか？ 舞台に上がる前には誰でもが不安を感じるようにストレスは脳－腸相関の破綻をもたらす一因です。

ストレスとIBSは関係あるか

今日，ストレスが睡眠，血圧，骨の成長，記憶，食欲，性欲，甲状腺機能，心臓，その他の身体の各部位などにどのように影響するかについて，さまざまな議論がおこなわれています。ストレスは当然，消化管にも影響を与えます。

大腸は脳と多くの神経で繋がっており，主に不随意的に心臓や胃をコントロールする神経である自律神経でコントロールされています。自律神経の主な働きは消化と便を排出する筋収縮の調節です。自律神経にはストレス対処機能もあります。

ストレスはIBSの病因そのものではありませんが，ストレスによって腹部症状は悪化します。ストレスが加わると食物の消化管通過時間は短縮し，内臓知覚は過敏になります。少しの不安やストレスでも長時間続くと消化管は過敏になります。IBSの人は自分の症状に関心が向きやすく注意深くなっているので，ストレスが増すことによって症状が悪化することを分かっています。

ストレス反応は体が弱いことや，精神障害，困難を克服する能力などと関連するものではありません。体の恒常性を障害するあらゆることに対応するための脳と体の反応です。

以下の表に，ストレスに対する身体と脳の反応を示します。

身　体	脳
● 動悸	● 反応の遅延
● 手掌発汗	● 機能失調
● 失神・めまい	● 悲観
● 胸痛	● 心配
● 息切れ	● 焦燥・いらいら
● 胃部不快感	● 怒り
● 湿疹	● 落ち込み
● 歯ぎしり	● 記銘力低下
● 不眠	● 不注意
● 筋肉痛	
● 疲労感	
● 頭痛	
● ふるえ・寒気，赤面	

ストレスにはプラスに作用するものとマイナスに作用するものがあり，大・小もさま

ざまです。大きなストレスは容易に自覚できます。大きなストレスの例としては「人生上の出来事」があり，愛する人の死，失職，離婚などです。昇進，家の新築，子どもの誕生，結婚，休暇などもストレスとなることもあるかもしれません。「日常の些事」もまたストレスとなります。ディナーへの招待，緊急の会合，鍵の紛失，家庭や職場からの依頼の算段，トーストの焼きすぎなどです。これらは些細なことなのでイライラの原因となっていることに気づかないこともあるでしょう。しかし，やがて次第に溜まって強くなります。ストレスがだんだん溜まって胃腸の具合が悪くなるほどになっても気付かないかもしれません。

ストレスがどのようにしてIBSの症状の引き金になるかを理解するには，ストレスは必ずしも悪いものではないことを知ることが大切です。時に人はストレスを自分で得ようとします。例えばホラー映画，急流下り，ジェットコースター，殺人ミステリーなどスリルのあるものです。適切な量のストレスは最もよい状態をもたらします。しかし，ストレスは少なすぎても多すぎてもよくありません。

適切なバランスのとれた状態がよいのです。その理由はバイオリンやギターの弦の張り具合と同じようなものです。弦の張りが丁度よいと音楽となりますが，強い張りは爪をはじき，弱いと音は鳴りません。

ストレスに対する身体の活動

かつて石器時代の原始人は洞穴から外に出て肉食獣に襲われてもうまく逃げるために，身体の“警告反応”を用いていました。肉食獣の吠え声を聞くやいなや原始人の脳は放出されたアドレナリンを引き金に反応し，血流が増加し，立ち上がって戦うかまたは飛んで逃げるかという身体反応を引き起こしました。この警告反応は「闘争・逃避反応」と称されます。この反応のときの身体の活動は，直近の危険から生き延びようという危機的状況が無くなるまで続きます。手足の血液は心臓と主要な筋肉にまわされるので，手足の温度が下降し，消化は停止します。

もしも150キログラムもある虎が襲ってきたなら，隠れるための洞穴を探すのに懸命となって，朝食で食べたマンモスのステーキを消化することは行われません。うまく逃げおおせた後で消化器は，戦うか逃げるかしたときに筋肉が使ったエネルギーを再度作り，できるだけすばやく動けるように，体の中に溜まった重いものを排出します。貯蔵されていたものを消化してしまうと排便によって体を軽くします。しかし，原始人がピューマにかかとに嚙みつかれたときには，排便しようとすることは危険ですから，消化器はギアチェンジして安全なところに辿り着くまで排出をおさえます。これが便秘です。

このようにストレスは緊急時に生き延びるために必要な生体機能を活性化したり休止したりします。

- 酸素を体に取り込むために呼吸を速くする。
- 心拍数を多くし，血圧を上げる。
- 筋を緊張させる。

- 発汗を増す。
- 急激で激しいエネルギー消費のために肝臓から糖を放出する。
- 出血を防ぐために血管が収縮する。
- 脳には生体内鎮痛作用物質のエンドルフィンが分泌される。

これらの変動は身体に戦うか逃げるかを前もって知らせます。危険がなくなったときは直ちに闘争・逃避反応は停止し，体は通常状態へと向かいます。サーベルタイガーがのしのしと立ち去った後，原始人は安心して自分の洞穴に帰るでしょう。

警告反応は人類の初期の生死を分かつ経験からくるものです。身体は生命を脅かす事態に対する最善の反応を示すのです。この系が弱いと滅びます。今日，現代人は原始人が受けたような身体的危険のない世界に住んでいます。多くの場合，州から州へとドライブをしても車が暴漢に襲われることもないでしょうし，ライオンの餌食にされるなど考えずに中心街を歩くことができます。現代科学の発展のおかげで，身体的危機にさらされることはなくなっています。原始人は灰色熊や毒蛇などを恐れましたが，今日のストレスは身体的なものよりは心理的なものです。上司からの叱責を受けたり，高速道路の出口で料金所の長い列で待たされたりすることです。今日，通常のストレスは身体的危険ではなく自分がコントロールできないことから受けるプレッシャーから生じます。また，脳は日々の些細な出来事による心理的ストレスと身体に加えられた物理的ストレスとを区別することができないので，どちらにも同じように反応します。心理的ストレスを受けたときに脳は身体を守るために用意されている闘争・逃避反応を励起させます。「誤警告」の引き金を引いてしまいます。これがスピーチをする前に下痢になったり，胃が痛くなる理由です。

不幸なことに現代のストレスは，時たまの5分間程度の生存のための戦いではなく，日々の些事から生じます。事実，ある研究によれば，原始人が身体的生命の危機にさらされるのが一日1～2回にすぎなかったのに対し，現代人の闘争・逃避反応のスイッチの入切は一日平均30～50回であるといわれます。

短時間の身体的危機から身を護ることを前提とした闘争・逃避反応が長時間にわたり頻繁に繰り返されるということは身体を消耗する原因となります。誤警告は筋肉痛，頭痛，胃部不快感，胸痛，抑うつ，糖尿病のような問題を引き起こします。仕事や家庭の問題から生じる長時間のストレスは免疫機構を弱らせて風邪をひく機会をいっそう増やすことになるでしょう。もしこのような症状を自覚しているとしても，それはあなただけに限ったことではありません。病院受診者の75％はストレスによって病気が悪化する状態であるといわれています。

脳はストレスにどう反応するか

ストレスは体だけでなく脳にも作用します。身体的危機をもたらすようなストレスに短時間のうちに何回も曝されると，重要な情報に注意を集中する脳の機能が活性化します。ストレスによって短時間のうちに生命の危機にさらされるときには，周囲に危険になるものがないか，助けになるものがないかを見出そうとします。逃げ出すためにはかつての危機的状況を思い出そうと記憶力を発揮します。

ストレスが持続すると脳内回路が変化し，記憶力は障害を受けます。慢性のストレスを受けると思考力が鈍り，注意力が散漫となり集中力が低下します。身体が過剰反応したときにはイライラし，緊張し，警戒心が高まります。こうなるとこれから何か悪いことが起こるのでなないかと想像したり，遠い昔の不運を思い出したりして悲嘆にくれ，葛藤が生じます。往々にして葛藤が増すような考えを止めることはできません。心配すればするほど将来の展望も消失します。自分が抱える問題が頭から離れず，最善を尽くし前向きに生きていくにはどうしたらいいかということばかりを考えるのに，多くの時間を費やすでしょう。あなたは状況に関係なく最悪の事態を考えるといった結論に飛躍する考えを持つでしょう。これは未知の，制御不能な事態に直面したときに最も起こりやすいものです。ストレスは多くの可能性の中から一つを選択し問題を解決するといった柔軟な思考力を障害します。

あなたは「消化管反応者」だろうか

ある人が IBS になり，他の人はならないのはなぜでしょうか。IBS はストレスが原因で起こるものではないことを思い出してください。IBS であることは，他人よりストレスに打ちのめされているとか，不安が強いということを意味するものではありません。人はストレスに対して独自の反応を示します。ある人はイライラし，葛藤に悩み神経質になるといった強い情緒的反応を示します。またある人はストレスを受けると，歩きまわったり，コツコツと音を立てて歩いたり，どもったり，早口になったり，爪を噛んだり，落ち着きがなくなるなどの神経質な行動をとります。またある人にはストレスは身体に作用し，血圧を上げ，疲労を強め，筋を緊張させ，頭痛や消化管の障害をもたらします。

ストレスにさらされると消化器症状の出る人を「消化管反応者」と言います。もちろん消化管反応者であることと IBS であることとは同じではありません。IBS ではない人でも 2/3 の人は，心理的ストレスにより IBS と同じような消化管機能の変化が引き起こされると報告されています。健常人と IBS との違いは，ストレスに対する反応の仕方ではなく，ストレス反応がいかに長く，また強いかということにあります。

もしあなたが他の IBS の人と同じ様であれば，自分の症状自体がストレスの原因となっており，その結果，腸内容物への身体反応に変化が生じることになります。このような変化は症状を悪化させ，日々の生活を障害し，身体を衰弱させ更なる緊張の原因になります。遠からず消化器症状が身体的変化をもたらし，それがストレスとなるという悪循環に陥ります。同時に，身体症状が一番起こって欲しくない場所と時間に起こるとそれに対処するのはますます難しくなります。

症状が続くと，多くの人は正常の生活に戻ろうともがき，何とかしようとします。しかし，公園を散歩する，友達と夕食をとり仲良くする，郊外をドライブするといったささいな楽しみさえも軍隊が地上攻撃計画をたてるような周到な準備が必要となっていまいます。

ストレスをコントロールする方法を学べば，IBSの症状もコントロールできるようになるのです。次章では，20年来の研究から導き出された認知行動療法が，いかに脳と腸との複雑な対話をコントロールする助けとなるかがわかるはずです。

IBSの全体像がわかったら

幸いなことに希望はあります。皆さんは，心身の変化によりIBSが悪化することに理解が深まったはずです。さあ，次はこれらをコントロールする方法を学びましょう。10ステップのプログラムは症状を改善し，生活の質を高めるでしょう。自分で症状をコントロールできる能力に自信を持てるようになると，生活全般に影響し，日々の苦難を克服することが容易になるでしょう。

次章では新しい考え方を学び，消化器症状を悪化させるストレスを弱める具体的な特別の方法をみいだすことによって，悪循環を断ち切るのに役立つ，本書の計画の概略を述べます。この計画を実行した人の約70％の人は症状の改善をみています。さあ，あなたの消化器症状をコントロールする新しい方法について，熟読し学びましょう。

IBS に役立つ本書の概要を知る

リンダは 42 歳の主婦で重篤な IBS に悩んでいます。毎日，胃のあたりの痛みと便秘に苦しめられています。「私は症状があってとても疲れます。症状があることと，症状をコントロールできないことは生活の全てに影響しています。さらに悪いことは医師が体の悪いところをみつけられないことです。気が狂いそうになります。何軒の病院を受診したことやら。お薬や健康食品も沢山使ってみましたが効いたのは一つもありません。」

彼女は絶望の淵にいましたが，そこで見いだしたバッファロー大学の IBS 治療プログラムを始めることにしました。薬を使わないで IBS を治すことなど難しいと思っていましたが「何も効くものが無かったのだから，失うものも何もないわ。どうなってもいいからやってみるわよ。何よ！人生なんてこんなものよ」と思い直しました。

プログラムをはじめてから 1 カ月もたたないうちに学んだ方法を実行するにつれ，症状が軽くなっていくことに気が付きました。今ではリンダの症状はほとんど無くなっています。「私は毎日沢山のお薬を飲んでいましたが，効いたのはありませんでした。今，胃の痛みは全く感じません。もしも症状がでたなら『自分の症状をコントロールする方法は何かあるはずよ。私は自分の体がストレスに反応するのに気付いているわ。もし反応が静まらないなら何ができるかを考え実行するのよ。私には症状などほとんどない。私は精神を病んでなんかいない，それが分かるのよ。なんてすばらしいしことかしら。』と自分に語りかけるのよ」。

リンダは 4,000 万人いる IBS のアメリカ人の中の一人です。不幸なことに世の中に IBS を治癒させる薬剤や食物はないのです。確かに，薬物治療や食事療法が有効な場合もありますが，単一の薬剤や食物で全ての症状がよくなるということはありません。重症の IBS の場合，薬物治療については，不快な副作用はあっても効果があったという報告はほとんどありません。容易で安全に症状をコントロールする方法を知っている人はほとんどいません。

本書に記載されたセルフマネージメント法は，ニューヨーク州立大学アルバニー校とバッファロー校で20年前に研究が始められ，何年も臨床的研究が重ねられてきました。今ではあなたのような患者さんを治療するのに現に効果を発揮しています。鍵は，これから示す10のステップからなる計画にしたがい，それを実行することです。この計画の目的は，筋弛緩訓練により身体的緊張をやわらげると同時に，自分の考え方を変え，問題をより効率的に解決できるようにすることで，心理的緊張を低くすることにあります。約70％の人は，このプログラムを学び始めてから2カ月以内に症状の改善をみています。

不幸なことに，専門医としてIBSの認知行動療法に従事する医師の数は極めて限られているため，多くの人は必要な専門的治療を受けられていません。医師に自分の症状を話すときにもどかしさを感じます。さらに悪いことに，しばしばあることですが，どんなにつらいと訴えても「何も心配することはありません」と一蹴され「我慢して受け入れなさい」といわれてしまうのです。

もちろん，IBSが“我慢できる”くらいならもうとっくに昔から実行しているはずです。誰もIBSになりたいと思う人はいませんし，ならなければならない理由などもありません。IBSをコントロールするとは，症状の引き金となるものが何かをみつけ，症状をコントロールするための具体的な方法を身につけ，悪化することを防ぐということです。この本が提供するのは，まさにそのようなコントロール法です。

夢のような話に思えるかもしれませんが，当然です。あなたはおそらくもう何年も症状と闘ってきているのでしょう。事実，最近の国際機能性胃腸障害財団の調査によれば，IBSを有する約半数の人は少なくとも10年近く症状を持っているとされています。多分，あなたは何人もの医師に相談し，多くの検査を受け，食事を変え，あらゆる処方薬や市販薬を試みても，全て効果がなかったことでしょう。薬を用いない方法がこれまで試した薬や治療よりも効果のある理由は何でしょうか。

セルフ・コントロール法は，気管支喘息，糖尿病，高血圧といった慢性疾患に対しても効果があることはご存知でしょう。IBSと同様，これらの疾患は完全に治すことはできませんが，その状態をコントロールする方法を学べば症状を改善することができます。例えば，高血圧ならば喫煙，高食塩食，運動不足などによって悪化します。適切な運動処方，減塩，禁煙の方法を学び，行動を変えることによって血圧を下げることができます。本書はIBSを悪化させる行動をコントロールするために同じような方法を示したいと思います。既に述べたとおり，ニューヨーク州立大学バッファロー校の研究の一環として，本書でこれから述べるIBSのコントロール計画と全く同じものを実施したところ，多くの患者さんに効果が認められました。他の患者さんに奏功したのですから，あなたにもきっと効果があるはずです。

私たちはこの20年来，本書の治療法について系統的に臨床研究を行ってきました。研究結果からはIBSの治療には認知行動療法が有効であることが示されています。

もちろん，人はそれぞれ固有の背景，すなわち性格，人生経験，身体的・精神的特徴を備えています。本書の方法で症状を治癒するとは断言できません。しかし，計画に従い訓練を続けることによって米国，カナダ，ドイツ，オーストラリア，イギリス，及びスウェーデンの何百という患者さんで既に実証されているとおり，症状に著しい改善がみられる可能性が高いと信じるに足る，確たる理由があるのです。

ただし，症状がかなり改善したとしても症状から永久に抜け出せることを保証するものではありません。結局，腸の症状はごく一般的なものであり，日常生活のまさに一部として誰にでもあるものだからです。しかし，方法を学んで注意深く実行した患者さんは，より一層快適な生活が送れ，健康的なライフスタイルを獲得することができるようになるでしょう。

本書の内容は，医師にとってもIBSのマネージメントに対する考えを変える助けになるでしょう。現在，医師であれば，IBSに対する薬剤の投与が最も有効であるという考えは採り得ませんし，食事療法でも解決できないことも十分わかっています。*IBSをコントロールするのはあなた自身しかいないのです。*本書の方法を用いれば症状の少なくとも半分までは劇的に改善することができます。自分に何ができるのかと思うでしょうが，相当多くのことができるのです。

もしもあなたがIBSなら，おそらく自分の生活にこの病気が大きな影を落としていることに気付いていると思います。次の質問を自問自答してみてください。あなたは他の多くの人と同じように腹部症状をコントロールできますか？ 今ただちに始めるべきです。IBSを理解し，薬剤や食事療法に頼ることなく，症状をコントロールし，生活を新たなものにするのです。

新しい方法はいつでも学ぶことができます。新しいパソコンのソフトを用いるにはDVDをセットしインストールします。しかし，IBSのような慢性疾患のマネージメント法を教えてもらえる人はほとんどいません。多くの人はたまたま覚えた知識と方法を応用して症状をコントロールしています。もしも，パソコンのログオン法を誰も教えてくれなかったなら，パソコンを使えるでしょうか。マニュアルなしでDVDをインストールできるでしょうか。このことを忘れないでください！

一般常識に頼っていただけではIBSのマネージメント法を身につけるのは困難です。あなたは本書に書かれている専門定な方法を学ぶ必要があるのです。これから学ぶ方法は，IBSの専門家によって効果が臨床的に証明されています。IBSを完治させる方法はありませんが，あなたは自分の症状をコントロールし，通常に生活を続けていける方法を身につけることはできるのです。それが私たちの目標です。

IBSはコントロールできる！

本書により，自然で，副作用の少ない，お金のかからない方法で症状をコントロールする方法を学べば，ライフスタイルを変えることができます。洗脳しようとしているのではありません。誰もあなたにどうこうしろと命じることはできませんし，あなたを変えることもできません。本書がめざすのは，他の人が腹部症状をコントロールするのに用いたやり方を伝授することです。

初めの一歩を踏み出す

椅子に座って新しい方法を学ぶよりも，沢山の薬を飲むほうが簡単でしょう。しかし，新しい方法はIBSをコントロールする最善の方法なのです。この方法が効果をもたらすためには，自分を変えようという決心がついていることが必要です。

- 腹部症状をコントロールすることを諦めてはいませんか？
- 腹部症状を何とかしようと思っていますか？
- 生活を改善するために日常の決まりきった行動を変えるつもりがありますか？
- 努力して前に進もうというやる気を持っていますか？
- IBSの症状があると，自分の体に閉じ込められた囚人のようだと感じますか？

上の質問に「はい」と答えるのでしたら，本書はあなたのための本です！ 本書のレッスンを学ぶために必要な時間と努力は，あなたが考えるほど大変ではないことがいずれ分かります。また，体の具合をよくするために支払うお金はとても少額です。自分がなぜ治療したいと思っているのかを自分なりに正確に理解することは重要です。なぜなら，治療をいずれやらなくても済むようになりたいという気持ちが，レッスンを続ける意欲を維持してくれるからです。症状が再燃する，あるいはコントロールをするために努力しても労多くして益少なしと思うといった困難な時にも，レッスンを続けていけるかどうかは，自分を変えたいという強い意思が持てるかどうかにかかっています。そう思える理由としては以下のようなものが一般的です。

- 体と生活をより一層自分でコントロールしたい。
- より快適な気分になりたい。
- 食べたいものを食べたい。
- 社会生活をよくしたい。
- 症状を恥ずかしいと思わなくなりたい。
- （時間どおりに仕事をこなすなど）自分の仕事上の能力を向上させたい。
- 栄養剤，お薬などに払うお金を少なくしたい。
- 痛みを和らげたい
- どの駅にトイレがあるかを気にすることなく電車に乗りたい。
- もっと安らぎたい。
- 症状に関して，他人にいろいろやってもらうことに対する後ろめたい気持ちを少なくしたい。
- お腹の具合が悪い間は休みたい。

これらのことはあなたに当てはまっていませんか。もっとこうしたいという別の思いはありますか。なぜ，あなたは症状をコントロールしようと思うのかについて考えて，多くの理由をメモしてください。本書のプログラムを最も上手く続けるには，枕元の電気スタンド近くに財布や小銭入れを置いておくように，メモを読めるところに置いておくのがよいでしょう。時々メモを読むとやる気が強くなり，その分成功する可能性が高くなります。

本書のプログラムの特徴

これから紹介する方法には，３つの鍵があります。知識・やる気・方法です。既にここまでを読んでIBS について学び，必要な知識を得ています。この本を開いたということはやる気があるという証拠です。また，今この章の頁を読んでいるのは，食べ物や薬を変えるといった一般的な治療方法では症状が十分よくならなかったからでしょう。

このプログラムが示す10 のステップは，IBS の腹部症状をコントロールすることに効果が認められている新しい方法に基づくものです。１つのステップに進むのに１週間かかります。ゴールはIBS をコントロールするスキルを学ぶことであり，本書をいかに速く読むかではありません。

10 ステップは次のとおりです。

ステップ１　あなたの生活を左右しているものは？
ステップ２　リラックス法を学んで身体をコントロールする
ステップ３　日常生活にリラックス法を取り入れる
ステップ４　自分の思考に注意を払いIBS に打ち勝つ
ステップ５　建設的に思考することを身につける
ステップ６　困難から立ち直る
ステップ７　これまで学んだ思考のスキルをあわせて使う
ステップ８　効果的に問題を解決するには
ステップ９　強い思い込みをなくす
ステップ10　自分にとって効果的な方法を見極めましょう

ある方法が他の方法よりも自分にとってよりピッタリすることもあるでしょう。一つの方法が問題解決につながらなくとも諦めないでください。鍵は，レストランのように，何をメニューから選ぶかです。メニューの数が多ければ自分に合ったものを見つけられるでしょう。以下のようなIBS をコントロールするための簡易な方法を皆さんに伝授するのが10 のステップの目的です。

- 症状とその引き金，およびそれに対する自分の反応を追跡し記録する。
- 体の緊張をコントロールする。
- 建設的に考える。
- 生活上の問題を効率的に解決する。

最初のステップではリラクセーションに焦点を当てます。もちろん，リラックスする方法とは，レモネードを飲みながらハンモックに寝転ぶといったことではありません。体のペースをゆっくりにし，消化管機能が正常になるように全身を安らいだ状態にすることです。リラックス法を学んで毎日実施することで，腹部症状が悪いと感じていた時には自分がとても緊張していたことに気づくでしょう。

次のステップでは，ストレスが強い状況の下での自分の物の考え方が引き金となって起こった緊張状態をやわらげるのに役立つ，思考上の，あるいは問題解決上の技法をマスターすることに取りかかります。IBS の人は物事を否定的に考え，自分の基準をしばしば実現不可能な高いレベルに設定します。物事がうまくいかないと自分を責め，悪い出来事が起こったときには自分の問題解決能力を低く見積もります。

ネガティブな信念は筋緊張，脳代謝，血流，消化管機能に影響します。また，世の中を悪くみるようになり，逆境に直面したときにすぐ諦めてしまいます。自己破壊的思考パターンは意味がなく正確でもないということを検証し，それをより建設的な思考に置き代える方法を学びます。さらに腹部症状を悪化させる実際上のストレス源をめぐる問題解決を，段階を踏んで行っていく方法について学びます。こうした技法が身に付いていくのに従い，あなたはストレスを克服し，困難に対して建設的に取り組める，強くなった自分を発見するでしょう。

IBS の達人になるには

本書で示す方法は，突然思いついた非現実的なものではありません。多くの患者さんがプログラムを成功させています。あなたも IBS の症状をコントロールする方法に前向きに取り組めば，必ずプログラムを成就することができます。症状をコントロールするための異なる方法をいろいろと実践することにより，最もよい結果が得られます。薬は飲まない限り効きません。本書の方法も学んで実行しない限り効果はありません。

本書は，自宅で，あるいは症状が出て，一番助けが必要な状況で，症状をコントロールする方法を学習します。その結果，症状がひどくなる前の早い時点で，症状を抑えることがより容易になります。

自宅で行える計画ですから手軽です。通院する必要はなく，気分の休まる自宅でできます。また，症状が起こった時にはいつでも，どこでも実行できます。あなたがあるステップを詳細に学びたい時や，もう一度学び直したいと思った時にはいつでも本書を開いて参照することもできます。

次に行うことは

ここでは本書の計画を概観しました。さあ，始める時です。パート 2 の 10 ステップを行なうことにより IBS の症状を改善できるのです。

パート2

IBSに立ち向かう
10のステップ

IBSについて，より明確な理解が得られた今，症状を悪化させる自己破滅的な行動や思考に的を絞る，簡単で効果的な方法を学ぶことで，IBSをコントロールする準備が整いました。パート2では，20年間にわたる信頼のおける研究に基づいた治療計画に基づく10のステップを踏むことへとあなたを導きます。各章はある特定のスキルに焦点を合わせます。そして各々のスキルが，IBSのある症状にどのように対処するかを説明します。その際，あなたのニーズにあったスキルをマスターするためのわかりやすくステップを踏んだ指示を提供します。またあなたが直面する問題に効果的な解決のヒントを与えます。各ステップは直前のステップに基づいた内容になっていますので，この本を読み進むにしたがい，IBSをマネージメントする能力と自信が増していくことでしょう。利用しやすいワークシート，対話式の練習，自己評価チェックリスト，症状とその引き金となった食物を記録するための日誌，そしてこのプログラムを完了して成功したIBSの方の例が盛り込まれ，各方法をマスターするために役立ちます。最後のステップは，治療計画の中で，どの方法が最も機能したかを振り返り，評価し，改善を維持するとともに症状の再発を予防する戦略を紹介します。

ステップ1
あなたの生活を左右しているものは？

シャーリーンはある日の朝，起きるや否や恐怖感に襲われました。彼女にはこの日，カンザスシティの本社で重要なプレゼンテーションがあり，それをうまくやる必要がありました。しかし，お気に入りのスーツは見つからないし，靴は擦り切れてしまっています。双子の子供は最後のマフィンをどちらが食べるかで言い争いを始め，食器洗い機は停止してしまう前のバタンバタンというおかしな音を出し始めました。ミルクは腐りかかっており，犬は飲み水の入ったボールに足を突っ込み，郵便物はキッチンテーブルの上に積み上がってしまっています。子供を学校に送りに行く途中，双子の１人が車のシートにミルクをこぼし，ガソリンのメーターがほとんど空に近いことに気づきました。ラッシュアワーの交通渋滞がちょうど始まった頃，シャーリーンは大切な書類をテーブルの上に忘れてしまったことを思い出しました。一日はまだほとんど始まったばかりなのに，お腹の奥が締め付けられるような感じがしました。

こういったことに心当たりがありますか？「離婚」，「愛する人の死」，「失業」，「深刻な病気」のような人生の大きなストレスがいかに破壊的であるかを私たちは知っています。しかし，現代の毎日のささいな出来事が自分をいらいらさせ健康にも影響を与えていることをほとんど知りません。夫（あるいは妻）とのささいなけんか，締め切りに間に合わないこと，仕事への遅刻，駐車違反切符をもらってしまうこと，鍵をなくすこと，大事なミーティングの直前にボタンがとれてしまうこと，こういったすべてのことが積み重なり，もっと「重要な」多くの問題よりも私たちを動揺させてしまうことになってしまうかもしれないのです。そして仕事，家庭，友人，家族のバランスをとろうとすることが，小さなストレスをもう１つ積み重ねてしまうことになります。これらのストレスを全部いっぺんに受ければ，身体と心の健康に大きな打撃になりかねません。

「もちろんですよ！」あなたはこう言うかもしれません。「私は，仕事でたくさんのプレッシャーを受けているし，家では困っても十分な助けを受けられるわけではありません。もちろん，私はストレスを受けています！　誰でも同じように感じるんじゃないですか？」

そのとおりかもしれませんが，もしあなたがIBSを持っているなら，生活の中でいったい何が起こっているかをじっくり見てみる必要があります。この本を読む気になっているのですから，自分にIBSの症状があることを知っているでしょうし，ストレスをマネージするために助けが必要であるということもよく知っていると思います。IBSの10ステップ治療計画の最初のステップは，あるいらだちごとがあなたに与える影響を探りだす手助けをすることが目的です。自分の緊張状態の原因を知らなければ，それを直すことはできません。その意味でこの最初のステップは大変重要です。そして，腸の問題とそれを引き起こすある特定の引き金との関連が分かれば，あなたの問題は予測可能でコントロール可能なものに見えてくるでしょう。

日常のいらだちごとトップ10

成人アメリカ人の最近の調査によると，毎日のストレスのトップ10は以下のとおりでした。

1. 体重についての心配
2. 家族の健康
3. 物価の上昇
4. 家のメンテナンス
5. やることが多すぎること
6. 物を違った場所に置いたり，無くしたりすること
7. 庭仕事
8. お金についての心配
9. 犯罪
10. 容貌・外見

症状を追跡してみる

理解してもらいたいことは，ストレスのことだけではありません。あなたの症状が正確にどのようなものであり，いつ何がそれを引き起こすかを解明することもまた重要なのです，あなたは，こんな風に言うかもしれません。「フライドポテトを食べてコーヒーを飲むと，いつも一時的にIBSになるんです」。しかし，こういったことが起きる日もあるし，起きない日もあるでしょう。またある時は，症状は何の前ぶれもなく突然起こることもあるでしょう。

45歳のカレンの話です。「私のIBSはとても変わっているのです。1カ月にハンバーガーとフライドポテトを6回は食べますが，5回は症状がおきません。しかし6回目に食べた時には，ハンバーガーを食べて数分後に激しい下痢になるのです。そしてある日は何も食べなかったのですが，何の前ぶれもなしに突然ひどい下痢になりました」。

しかし，カレンの「不思議な」突然の症状にもおそらくはっきりとした理由があるのです。彼女はそれが何であるのかについて十分注意を払っていなかっただけなのです。

少なくとも2週間にわたりすべての症状を記録してみると，症状とその本当の引き金は何かについて貴重なヒントが正確に得られます。IBSには万能唯一の治療法があるわけではなく，その人にあった対処が必要です。この病気をコントロールするには，あなたの積極的な参加が必要です。IBSの症状がある場合，腸の働きを監視（モニタリング）し，整えることは，放っておいて自然と自分の体でできることではありません。このような理由から，あなたの症状の記録をつけることが重要になります。腸の症状に影響を与える要因は以下にあげるように様々です。

- 何をいつ食べたか
- 日常のいらだちごと
- 病気
- 態度
- 活動
- スケジュールの変化
- ホルモンの変動

症状をモニターすることは，最初のうち少し面倒なことに感じるかもしれません。しかし，記録をつけることがもたらず効果が明らかになるにつれて，それがまるで当たり前のことになってしまい，きっと驚くでしょう。モニタリングがまったく不可能なライフスタイルの持ち主には，いまだ会ったことがありません！ もちろん，重要な理由を十分理解できればきっと，あなたにも正確な記録を付けられるはずです。以下は，なぜ症状の記録をきちんと行うかの理由です。

- ***「モニタリング」よって，あなたの症状についての重要な情報が得られる。***あなたは，自分の腸の症状についてはすべてよく知っていると思うかもしれませんが，必ずしも明らかでないところがきっとあります。症状を追跡することで，症状がちょっとした引き金によって起こり，それにどのように反応しているかを特定することができます。症状を記録することで，自分が今まで知らなかった症状のパターンが明らかになり，これから学ぶ自己管理の方法のターゲットもはっきりしてきます。
- ***「モニタリング」によって自分を変えることができる。***症状には予測可能なパターンがあることを知っていれば，変化と改善の機会をつくることができます。このことは，習慣を変えるのに重要な役割を果たし，症状の感じ方に劇的な変化を引き起こします。腸の症状を追跡する技術が身に付いてくると，再発が突然起こるわけではないことに気づくでしょう。注意深くモニタリングしていれば，症状は，特定の状況，考え，感覚，行動の予測可能な集合が引き金となって起こる一連の出来事の一部であることがわかるはずです。すべての症状について，それの基となる特定のできごとまで遡れるわけではありません。しかし，コントロールできるものについてはしっかりとコントロールできるようになってもらいたいのです。注意深く記録を付けることによって，あなたの腸の症状の引き金となる事柄と，あなたがそれにどのように反応するかの関係をはっきりさせることができます。こうして，あなたの症状の予測可能な部分が明確となり，症状をよりコントロールする道を開きます。

- *「モニタリング」で進歩の度合を評価することができる。*おそらくここまでくるだけでも長い時間がかかるでしょう。新しいスキルをマスターするには時間がかかるのです。1カ月くらいは，このプログラムの十分な効果がないかもしれません。注意深く記録することによって，どのような状況でどのような症状に対して，どの方法が最良に働くのかを明らかにすることができるようになります。改善の程度は，これまで経験した症状が重症かどうかに依存します。モニタリングも症状の重さを測るのに役立ちます。
- *「モニタリング」でモチベーション（意欲）を維持する。*特に最初のうち，IBSをマネージメントする能力にはっきりとした進歩が見え始めるまでは，記録を付けることはゴールを目指す意欲を持続することに役立ちます。記録を保存し振り返る過程で，最も役立った方法を繰り返し使って行くことになるでしょう。記録をとっておくことは，自分の達成したことに自信を持つ良い方法になるのです。
- *モニタリングは新たなスキルを学ぶのに役立つ。*適切に記録をとれば，IBSについて学んだ知識は，症状をマネージメントする新しい具体的なスキルとなり，日々の生活の中に組み込まれていきます。
- *モニタリングを通じ客観的に物事を考えられるようになる。*腸の症状やそれに対する自分の反応について，誰もがすべてを知っているわけではありません。昔から記録を付けていても，症状が予想もしない変化を示し，それに驚かされることが少なくありません。モニタリングは，症状との間に少し距離を作ってくれますので，全体像を見ることが可能になります。一歩離れて自分が変えたいと思う問題について客観的に考えることができるようになると，行動を変化させることが容易になるのです。

あなたが行なう番です

最初にやるべきことは，症状とそれに対応する非常にストレスに感じた状況を追跡することです。

症状の追跡　毎日，あなたの症状を，167頁の「IBS日誌」を活用して記録してください（38頁も参照してください）。あなたの症状の追跡を続けて，その重症度を知りましょう。各症状の重症度を0（症状なし）から8（とても重い）の数字で表してください。日誌には症状を緩和するためにどんな薬を服用したかを書くスペースもあります。

ストレスの追跡　あなたの症状をひととおり追跡したら，あなたの生活の上で起こっていることとどのように関連しているかを見てみましょう。168頁（39頁も参照してください）の「日常のストレスワークシート」を使用してください。このワークシートには，ストレスの多い状況の詳細，それが起こった時に考えたこと，その時の身体の感覚や感情，そしてその状況に対処するために何をしたかを書くスペースがあります。ワークシートのコピーを携帯すると，簡単に最新記録をつけることができます。緊張の高まりに気づいたら，状況と自分の反応をすぐに書きこんでください。

カラム1：出来事の日付を書いてください。

カラム2：出来事や状況を簡単に記述してください。それが起こった場所，誰がそこに居たか。ここでは意味云々を考えず，出来事を具体的に書きましょう。

カラム3：出来事が起こった時やその後に考えたことやイメージしたことを書いてください。

カラム4・5：その出来事に対するあなたの身体の変化と感情を書いてください。

カラム6：自分が状況に対処するためにしたことを書いてください。

あなたが経験した個々の状況について，漏らすことなくすべてを「日常のストレスワークシート」に書きこむことが大切です。ワークシートにしたがい全ての情報を記録することのみを考え，最善をつくしてください。これを投げ出してはいけません。腸の症状のパターンをはっきりと確認するためには不可欠のプロセスですから。見つけることに使うのですから！

ステップ1　やることリスト

- □ 腸の症状をモニタリングするために「IBS日誌」を毎日使いましょう。
- □ 日常のストレスワークシートを使って，症状・身体の感覚・思考・行動を記録しましょう。

IBS日誌

IBS重症度スケール							
0 1 2 3 4 5 6 7 8 症状なし　軽い　中くらい　強い　かなり強い							
毎日，症状がどのくらいであったか，0から8までの重症度で評価しましょう。							
月　日	曜日	痛み 不快感	下痢	便秘	急な 便意	腹部 膨満感	服薬 （種類・量）
第1週							
12月2日	月	2	3	0	1	0	ロペラミドカプセル 1日　2mg　2錠
3日	火	6	7	0	3	5	〃
4日	水	7	8	0	6	6	〃
5日	木	6	5	0	6	6	〃
6日	金	1	1	0	2	0	〃
7日	土	0	0	0	0	0	飲み忘れた
8日	日	2	2	0	1	4	〃
第　週							
	月						
	火						
	水						
	木						
	金						
	土						
	日						
第　週							
	月						
	火						
	水						
	木						
	金						
	土						
	日						

日常のストレスワークシート

日付	どのようなストレスとなる出来事がありましたか？	その出来事があった時やその後に心に浮かんだ考えやイメージは？	その時の身体の感覚は？	その時の感情は？	感情・考え・身体の感覚に対してどのような対処をしましたか？
12月4日	明日のプレゼンテーションのための準備	・うまくプレゼンテーションできないのではないか ・準備が進まないのではないか ・聴衆の前で自分は準備してきたように見えないのではないか ・言葉につっかえてしまうのではないか ・プレゼンテーションをキャンセルしたい	・下痢 ・腹部膨満感 ・プレゼンテーションについて考えると胃がうずく	・心配 ・緊張 ・自分への哀れみ	オフィスの中で集中して遅れを取り戻すようプレゼンテーションの練習をした
9日	帰宅中，交通渋滞にあった	・ばかげた交通渋滞のために明日までにやるべきことができないという考えが頭の中でぐるぐる回った	・肩と前頭部の凝り	・困惑 ・焦り ・プレッシャー	ただ，ラジオにじっと耳を傾け，車がのろのろ走っていくのを見ていた
21日	朝食の時，夫と口論した	・彼のせいで仕事に間に合わないだろう ・私の指導者はきっと私に味方してくれるだろう ・丸一日これでだめになった	・胃痛 ・トイレにいきたくなった ・腹部膨満感	・欲求不満 ・イライラ ・緊張 ・焦燥感	不機嫌でイライラして，家を出る時ドアにぶつかった。車を出そうとする時，スプリンクラーの上にうっかり乗り上げて壊した。
1月9日	とっても好きな人との初のデート	・トイレを使わなければならなくなったらどうしよう ・彼が私のことを変に思い，二度とデートに誘ってくれないのではないか	・緊張 ・胃が締め付けられた ・下痢	・興奮 ・不安 ・ストレスでくたくた	電話の受話器を持ち，彼に電話をして，上司から仕事に来るように呼ばれているからデートは中止にしてほしいと伝えた

ステップ2
リラックス法を学んで身体をコントロールする

サラは聴衆の前で話すのが大嫌いです。ワークショップで同僚にプレゼンテーションをしなければならない時，いつも不安の度合いが増しIBSを引き起こしてしまいます。症状を追跡してみると，次のことがわかりました。サラは演壇に来ると筋肉は緊張し心拍が速くなり胃はぎゅっと締め付けられたようになり，呼吸は浅く速くなってしまいます。このように呼吸していると，緊張し言葉を間違え恥ずかしくなってしまうのです。どんなに自分にとって都合が悪くても，すぐにトイレに急いで行きたくなってしまうのです。

サラが発見したように，緊張しストレスを感じると，呼吸の仕方に直接影響が生じます。しかしいったん呼吸をうまく扱う方法を学べば，気持ちが落ち着いてリラックスしコントロールできるようになるのです。このプログラムの目標はストレスをうまく扱うことよってIBSの症状をマネージメントすることです。まさに，リラックスした形で呼吸する方法を学ぶことが最初の戦略となります。

この章では，具体的なリラックス法を学び，身体をコントロールすることによってストレスにいかに対処するかを学びます。まずリラックスして呼吸する方法を学ぶことが鍵になります。この方法をマスターしたら次に筋肉をどのようにリラックスさせるかを学べます。またこうしてリラックスすることでどのようにIBSの症状を軽減することができるかについて，具体的な示唆やアイデアを得ることになります。リラックスすることによってあなたの身体をよりコントロールすることが可能になります。また，人生の危機に直面した時に，克服する自信が持てるようになるのです。

どのようにリラックスして呼吸するかを学ぶ必要があるなんて，ばかばかしいように思えるかもしれません。幼児だって呼吸のレッスンを受ける必要がないのですから！しかしそれは幼児の呼吸のパターンが健康的だからなのです。今度，赤ちゃんが居眠りするのを見る機会があったら，赤ちゃんが眠っている時のおなかを見てみてください。息を吸う時おなかは上がり，息を吐く時おなかが下がります。このような呼吸パターンを腹式（横隔膜）呼吸といいます。肋骨の下にある横隔膜というドーム型の筋肉を使った呼吸だからなのです。息を吸う時には，横隔膜が下がって肺が広がり酸素が吸入されます。息を吐く時には，横隔膜が上がって肺が収縮し酸素が吐き出されます。

ゆっくりとした深いこの呼吸は，血圧と心拍数を下げ，心臓と脳への血液と酸素の供給を増やし，脳と身体のバランスをリセットするので，とても良いことなのです。これらの身体的な変化は，心配事や不安を減らす様々なプラスの心理的効果を産み出します。同時に情緒的によりよい状態にする効果もあるのです。横隔膜呼吸では，一つ一つの呼吸が滑らかに均一でリズミカルなのです。したがってちょっと努力して横隔膜呼吸をすれば，酸素の取り入れと二酸化炭素の排出をよりスムーズにおこなうことができます。

もしあなたがいつも赤ちゃんの様に呼吸をしているのであれば，本書のこの部分はスキップして構いません。問題なのは，歳をとるにつれて悪い習慣を身につけてしまうことなのです。つまり空気で肺を満たすのに，横隔膜の代わりに胸を使うことに頼ってしまうような習慣です。これは胸呼吸といい，心臓・胃・腸をコントロールする神経ネットワークを刺激する呼吸法なのです。神経システムの重要な仕事は，消化と便の排出をする筋肉の収縮を規則的にすることです。ですから，胸呼吸は神経システムの一部を活性化することになり，ストレスを受けている間に経験するたくさんの不快な感覚を産み出す元になるのです。また胸呼吸は，身体の細胞が必要とする以上に多くの酸素を筋肉に供給し，人間が身構えて闘争か逃走かに備える状態にしてしまうのです。闘うか逃げるかの姿勢にしてしまう，闘争・逃走反応を引き起こすのです。

心理的ストレスが反応を活発化してしまう時，問題が生じます。実際には闘争するわけでも逃げるわけでもないので，身体的緊張の急な高まりの出口がないのです。ストレスの高い状態において闘争・逃走反応が活発化することは，車のアクセルとブレーキを一度に踏んでしまうようなものなのです。身体は，車のようにエンジンが全回転するのです。このようにエンジン全開にしてしまうことは，身体がバランスをとるのに必要な，酸素と二酸化炭素のデリケートなバランスを壊すのです。

胸呼吸はまた，酸素を細胞に運ぶ小血管の集まりがある肺の最も深い部分への空気の吸入を難しくします。胸呼吸では小血管に酸素が届かないため息苦しく感じてしまうのです。

一方，横隔膜呼吸は，闘争・逃走反応にブレーキをかける神経システムの部分に働きかけます。身体は一度にリラックスとストレスの両方の状態にはなりません。そして腸の症状を悪化させるストレスの身体的・心理的影響を消し去ります。横隔膜呼吸によって，肺に入る酸素と出てゆく二酸化炭素の混ざり合いが程よくなり，闘争・逃走システムは急速に停止していきます。そしてエンドルフィンと呼ばれる身体の痛みを和らげる物質が分泌され，気持ちがよくなるのです。

これでストレス知らずの生活に導く呼吸の仕方を学ぶ準備は整いました。

ステップ・バイ・ステップで横隔膜を使う呼吸の仕方を身につける

ステップ1：気の散らない静かで快適な場所を見つけてください。集中できるよう目を閉じて，座り心地の良い椅子に座るか，横になって練習してください。

ステップ2：片手を臍(へそ)の上に置き，もう一方の手を胸の上に置いてください。まずは呼吸をどうこうしようとせず，どのように呼吸しているかを観察してください。息を吸ってみてどちらの手がより上がりますか？　もし横隔膜呼吸をしているのであれば，息を吸っている時におなかが押し出され，下の手（臍の上においた手）を押し上げますが，上の手は胸の上で全く動きません。もし，おなかが動かないか胸よりも小さくしか動かないのであれば，胸で呼吸をしているので上の手が呼吸のたびに上がります。

ステップ3：普通の量の空気を肺の底まで深く吸ってください。息を吸い込むたびに腹部は拡大し，息を吐く時に腹部は元に戻ります。丁度おなかの中の大きな風船を膨らませてからしぼませることをイメージすれば，呼吸をリラックスさせることができます。

ステップ4：ゆっくりと深く息を吸い，腹部を膨らまし，肺の奥に空気を吸ってください。多くの空気を一気に吸い込む必要はありません。鼻から息を吸い口から息を吐く呼吸の仕方が好きな人もいます。息を吸った後にすぐに息を吐き出さないで，息を吸うときと吐くときに一定のスピードで空気が流れるようにしてください
ストローで息を吐くときのようにやさしく唇をすぼめることによって吐く息の量をコントロールします。

ステップ5：　呼吸を健康で心地よいペースに保つために，息を吸うときに1と数えてみてください。息を吐くときには，「リラックス」という単語や他の言葉（例えば「なるようになれ」と唱える）か，静かでリラックスしている状態をイメージしてください。そして，次に息を吸うときに2と数えて，息を吐くときに言葉を思い浮かべます。これを10数えるまで続け，そして始めに戻り再び数え始めます。

ステップ6：この訓練をしている間，大事なのは，数えることと，息を吐きながらリラックスする言葉を唱えて，感覚だけに注意を集中させることです。もし気がそれてしまっても，練習を繰り返せば，雑念を浮かべずに数字を数えてリラックスする言葉を唱えることが可能になります。

呼吸のときに胸の動きを止めることができなければ，以下を試してみてください。

- 肺からすべての空気を吐き出してください。空気を放出すると肺がしぼんで，横隔膜で息を吸いそこを空気で満たすことがやりやすくなります。
- 他の方法としては，日々しているあくびや排便など，腹部の筋肉を動かさないとできない行動をしているつもりになってみてください。

リラックスに導く呼吸の仕方

横隔膜を使う正しい呼吸の仕方を身につけたら，次に更にリラックスするための呼吸練習を始めましょう。これは快適な椅子に座るか横になって行ってください。

1．邪魔が入らない，快適で静かな場所を見つけてください。
2．静かに目を閉じて，気が散らないようにします。
3．息を吸いながら「1つ」と数え，息を吐きながら「リラックス」と言ってください。息を吐くときには，唇を開けて，ろうそくの炎を消さないで揺らめかせるように，または，スプーン一杯のスープを一滴も落とさないようにやさしく吹いて冷ますように静かに息を吐いてください。
4．息を吸っているときは腹部が押しあがり，息を吐いているときは腹部は元にもどります。その間ずっと胸は動かないようにします。
5．数とリラックスする言葉に注意を集中し，他のことが思い浮かばないようにします。
6．均一でスムースな，心地よい頻度の呼吸を維持します。
7．10まで数えたら繰り返します。
8．少なくとも10分間の練習を一日に2，3度行います。

筋肉を弛緩させることの効用

呼吸をコントロールすることができるようになったら，次は身体的緊張を和らげる他の方法に移ります。もちろん，ご存じのように，IBSの症状は身体的緊張があると悪化します。IBSの症状を持つ人は，仕事に忙しく，他の人の要求に気を配る傾向があるため，一日の間自分の中に緊張がどれくらい高まるかがわからないのです。身体の緊張に気づくのは，それが腸の症状を引き起こすときだけなのです。

緊張がいったん生じてから減らすよりも緊張が起きることを防止することの方がより簡単です。筋肉を弛緩させる方法を学ぶことによって身体的緊張を防止したり減らしたりすることができるようになります。実際，この方法を取り入れたIBSの治療法はIBSの症状を緩和するのに効果的であるという研究結果があります。

しかしあなたは「リラックスの練習は私には効果がないわ。なぜなら毎日十分リラックスしているのに，あいかわらず腸の症状があるのだから」と思うかもしれません。もし，このように思うとしたら，IBSの症状を和らげるために考案された身体のリラックス法とは似て非なることを行っているからなのです。人々は，例えばガーデニングをしたりテレビを見たりなど何か楽しむことをすることがリラックスすることなのだと考えます。また水泳やテニスなどの活発な活動をリラックスと考える人もいるのです。これらの活動は精神上の緊張を減らしますが，身体的なゆるみをもたらす身体的変化は起こしません。この身体的変化が生じてはじめてIBSをコントロールできるようになるのです。

弛緩反応とは

身体的なゆるみとは，弛緩反応と呼ばれる一連の身体的変化を生み出す過程のことをいいます。あなたが身体的にリラックスしているときには，筋肉から脳に伝わる神経刺激が少ないので，痛みや消化管の知覚をつかさどる脳の部位の活動を抑制します。あなたの脳と身体が鎮まるにつれて，必要な酸素量も減ります。そして呼吸は深くゆっくりとなり，心拍もゆっくりとなります。心拍ごとに送り出される血液の量は減少し血圧を下げます。血管はリラックスし拡がります。ホルモンや化学物質の生産は減ります。実際，身体のリラックス法を学ぶことは，ストレスから引き起こされる闘争・逃走反応を緊急に抑制するスキルを身につけることになるのです。全体として，弛緩反応は身体を安定させるのです。この章の後半で筋肉をリラックスさせる方法をあなたが学んでゆくのはこのためなのです。

リラックスする時間を作る

まず最初にすることは，これから学んでいく弛緩法をいつどこで行うかよく考えることです。1日に2回10分間，邪魔をされない時間を作ることが必要です。現代の忙しい世の中では自分自身のために時間をとることは容易なことではありません。自分自身のことを心配するよりも他の人にあれこれ気を配る方が簡単に思えるかもしれません。だからこそ弛緩法の練習は，優先して取り組むべき課題なのです。もし忙しいとか何とか口実を作って練習をさぼりたくなったら，それは自分がこうした訓練を最も必要としている人間であることの証拠だと思ってください。

もし規則的に練習することが中々できなければ，毎日時間を決めてリラックス法を行うようにしてください。例えば，夕食後，朝起床の直後，子供が寝た後の10分間，あるいは寝る前の時間などです。マスターするのには1日1回の練習は最小限と思ってください。できれば気の散らない場所で1日2，3回練習を行うことが望ましいといえます。パートナーや家族に協力してもらう必要もあるでしょうし，これがなぜ重要なのかを彼らに説明する必要もあります。

もちろん，一度リラックスする方法を学べば，リラックスするのにかかる時間はだんだんと短くなっていきます。2，3週間練習すれば，ほんの1，2分でリラックスできるようになります。普段の生活の中でも簡単にリラックスが可能だということもわかるようになります。例えば。事務所のエレベーターの中で，1回の深い呼吸によってリラックスすることができるようになります。

また，車に乗っている時やテレビを見ている時でも短時間の練習を行うことができるのです。

良い練習場所を見つける

いつ練習をするかがわかったら，今度は良い練習場所を見つける必要があります。

- 邪魔が入らないようなプライベートな場所を探してください。例えば寝室，オフィスの個室，あるいはトイレでも構いません。きちんとスキルが身についてしまえば，身の回りにリラックスの練習をする機会はいくらでもあるはずです。しかし，今の時点では，気が散るのを最小限に抑えることができる静かな環境で練習することが最優先の課題です。
- 明るすぎない気の散る音の少ない場所を選びましょう。可能であればカーテンを引き，明りを暗くしましょう。
- 邪魔されないことが重要です。留守番電話の応答メッセージが作動しないようにしておきましょう。「練習中は一人にしておいて」と家族に伝えておきましょう。ドアの外に「入らないでください」という札をかけておきましょう。練習の間ずっと，一人きりでいられるよう出来るだけのことをしましょう。
- 弛緩訓練を，トイレや歯磨きなどの身の回りのケアと同じように考えてください。歯磨きだったら，「今日は時間がないわ。明日か次の日，忙しくないときにするわ。私は本当に忙しいのよ」なんて言ったら自分でもおかしいと思うでしょう。
- 身体が快くうまく支えられるリクライニング・チェアに座ってください。または頭部が支えられるカウチでも構いません。
- 練習の間，できるだけ快適にしましょう。ゆったりとした服を着て，メガネ，靴，時計をはずします。練習を始める前には自分を落ち着かせ気持ちが穏やかになるようにします。
- 椅子，床あるいはベッドの上であなたの背中とお尻が触れている支点に注意を払ってください。椅子，床，ベッドがこれらの支点を安定する状態にしましょう。

さあ，これで準備ができました。

適切な心構えを身につける

筋肉をリラックスさせることは，身体的であるとともに精神的な練習なのであり，最も重要なことはリラックスしている間，精神的に穏やかな気分になる方法を身につけることなのです。役立つヒントは次のとおりです。

- **快適にしましょう。**リクライニング・チェアやカウチに横になります。身体の各部分が他の部分に触れないようにしましょう。唇と歯をうすく開けましょう。
- **目を閉じましょう。**こうすることによって，回りのことを気にせず集中することができます。
- **急がないように。**急いですることが目的ではありません。身体的緊張を解く方法を学ぶことが目標なのです。
- **受身の態度を保ちましょう。**あまり一生懸命にならずにリラックスしてください。普通に行えば自然と身につけることができるスキルです。自分がどのように行っているか，正しいやり方で行っているかについてあれこれ心配する必要はありません。練習に集中できないからといって，しょげてはいけません。最初は，集中が途切れてしまうのが普通です。ふと何か考えが浮かんできたら，それはそのままにしておいて，弛緩訓練にゆるやかに注意を戻していきましょう。練習とともに集中するスキルが身についていきます。

- **練習を終えた後，リラックスした感覚に注意を払いましょう。**リラックスをしたとき，心身の変化を吟味してください。リラックスした感覚をスナップ写真にとるように覚えておきましょう。毎日の練習で，日常の活動の中でリラックスが必要なときにすぐそれを行えるようになるでしょう。
- **訓練を終えた後，急に立ち上がったり急に歩き出したりしないようにしましょう。**リラックスすると，心拍数や血圧が低くなっているので，ゆっくりと用心深く立ち上がることが必要です。少し座っていましょう。自分が作りだしたリラックスの感覚を楽しみましょう。そのために，一連の練習の最後に少し時間をとっておきましょう。練習を一定の時間内に終わらせようとして目覚まし時計をかけることは禁物です。

「漸進的筋弛緩法」の実際[6]

さあ，これで身体と心をリラックスする方法を学ぶ最初のステップに入る準備ができました。リラックスを必要とする通常の人であれば，この訓練の途中で，どのように行っているのか，十分にリラックスしているのか，あるいはリラックスに時間がかかりすぎていないかなどが気になるでしょう。そうした考えは放っておいてください。なぜなら，リラックスしようとすればするほど上手くいかなくなるものなのです。最良の方法は，リラックスする意図を持ちつつも，どのように行うかについて少し無関心でいることです。ほんの少しの忍耐と練習があれば誰でも身に付くスキルなので，いずれマスターできます。

ここでまず注目したいのは，筋肉をいかにリラックスさせるかということです。ほとんどの人は一日の間に筋肉がどのくらい緊張し硬くなるのかを分かっていません。なぜなら私たちは大抵自分の身体についてほとんど意識していないからなのです。

漸進的筋弛緩法は，臨床的に証明された自己管理の練習方法で，それは個別の筋肉を緊張させてからリラックスさせる方法です。筋肉をリラックスさせる前に緊張させることによって，その後の筋肉を緩める＝弛緩を容易にさせるのです。筋肉の弛緩を振り子のようなものと考えてください。振り子を一つの方向に振ろうとするときには，まず逆の方向に引っ張る必要があり，その後振り子を離すのです。筋肉を弛緩させることもこ

6　訳注：通常，マスターするまでには一定の時間を要しますので，初めからうまくいかなくても大丈夫です。ビデオやイラスト・写真などによる説明のある教材を用いると判りやすいでしょう。

れと同様の原理で行われます。筋肉を一度前もって緊張させることによって，より深く筋弛緩を行うはずみをつけるのです。少しずつ緊張する過程において，筋肉が緊張していくのを自分がどのように感じているかを，スナップ写真をとるようにはっきり心に留めておきましょう。そのことによって後に筋緊張が生じたときそれに気づくことができ，緊張が蓄積されて問題になる前にコントロールが可能になります。多くの場合，人々は緊張が一定のレベルに達して初めて緊張していることを実感します。もし，緊張に早めに気付くことができれば，コントロールできなくなってしまう前に何か対処することができるのです。各筋肉群を緊張させる方法を学ぶために，次の指示を読んでください。筋肉の１つの部分を緊張させる時には，一方で，他の部分はリラックスさせる必要があることは覚えておいてください。練習を始めたばかりの頃は，身体のすべての筋肉を同時に緊張させてしまう傾向がありますが，いずれそうではなくなります。一部分の筋肉のみをリラックスできるようになるためには，一定の練習が必要です。

1．横になるか，腕の力をかけられる肘掛つきのリクライニング・チェアに座りましょう。着衣を緩めましょう。目を閉じてください。そうすれば簡単には気が散らなくなり，呼吸が均等に静かにゆっくりになります。
2．左手と左の前腕（肘から手首まで）の筋肉に気持ちを向けましょう。左手を強く握って肘下までの筋肉を緊張させましょう。痛みや不快感が生じない程度に，その硬さを感じられるよう緊張させましょう。この緊張が指の関節・手首・肘下の部分に広がっていくことに気をとめてください。腕と手の緊張を味わい感じてください。そして，その筋肉をリラックスさせてください。筋肉がリラックスする時に，緊張していた時とどう違って感じられるかを観察しましょう。手と腕を膝の上に置いて，手から伝わる温かみと緩みを感じましょう。
3．左の上腕二頭筋（力こぶの部分）に気持ちを向けてください。椅子の肘かけに向かって肘を押しつけて上腕二頭筋を緊張させます。その部分だけの硬さを感じつつ，緊張を観察し，10 秒間その状態のままにしてください。次に緊張を解いてリラックスしてください。緊張と弛緩の違いを比較しましょう。
4．ステップ２と３を，右手と右上腕部において繰り返してください。
5．今度は顔の筋肉に気持ちを向けましょう。眉を，額にしわを寄せるように高く持ち上げましょう。額の緊張に集中しましょう（やりすぎる必要はありません。筋肉を鍛えるほど強くはやりたくないですからね)。約 10 秒間，緊張を保持し，観察しましょう。緊張に集中し，そして次に弛緩させます。緊張とリラックスした時の心地よい感覚の差異に注意を払い，もっと深くリラックスしましょう。緊張と弛緩の違いを楽しみましょう。

   次のステップに移る前の 30 秒間，リラックスした感覚を楽しんでください。
6．目を細めて（コンタクトレンズをつけている場合，気をつけてください)，鼻にしわを寄せると，あごと頬の上部の緊張を感じるでしょう。緊張を保持しましょう。筋肉がどのくらい硬く緊張しているかを観察します。そして緊張に集中しましょう。

緊張がどのように感じられるかを頭に入れてください。今度はリラックスし緊張から解き放たれましょう。弛緩した感覚が漂う快さを味わいましょう。緊張と弛緩の違いを比較しましょう。筋肉を更にもっと弛緩させ，どのように感じるかを楽しんでください。

7．歯を食いしばり，あたかもわざとらしい頬笑みをするかのように唇の両端の口角を引っ張り上げましょう。あごと顔全体の緊張に注目してください。それを保持し観察してください。緊張に集中します。今度は自然にリラックスし，唇とあごを緩めてください。再び緊張と弛緩の違いに注意を払ってください。

8．後頭部を椅子やベッドに押しつけながら，顎先を胸の方に引き，首の筋肉を緊張させます。首の後ろ側と首のつけ根に出来た緊張に集中しましょう。緊張を観察します。約10秒間位，硬さに集中しましょう。そして緊張を解いて首の筋肉を弛緩させ，頭を心地よい位置に戻します。緊張と弛緩の違いを感じましょう。

9．今度は両肩の筋肉に注意を向けます。両肩を耳の下に触れる位に高く上げてください。背中の上部，首に緊張が増すのがわかりますか？　それを5秒間保持してください。今度はリラックスします。まるで肩と耳とに結ばれている糸をハサミで切るかのように，肩を落としてください。元の姿勢に戻ってください。肩と背中の筋肉に弛緩が深く広がるまで，肩を落とします。その筋肉弛緩の感覚を覚えてください。

10．深呼吸をして，おなかの筋肉を硬くするくらいに十分長く息を止めてください。この時の緊張を保持してください。あなたの腹部が硬くなる時の緊張に注意を向けてください。今度は緊張を解き放ち，緊張と弛緩の違いに注意を払います。筋肉が緩み，もとに戻ってゆくのを観察するだけでよいのです。

11．両脚両足に移ります。右脚部をまっすぐに伸ばして，つま先をあなたの頭の方向に曲げます。腿（もも）の緊張を集中し観察します。今度は足と脚部をリラックスさせ，緊張と弛緩を比較しましょう。

12．左脚部を伸ばし，つま先を頭に向かって曲げます。左脚部の緊張を観察します。集中し観察します。今度はリラックスさせ，緊張と弛緩を比較しましょう。

緊張－弛緩サイクルを進めるうちに，あなたの身体全体が次第にリラックスしてきます。緊張と弛緩の違いに注意を払ってください。緊張を解き放ち，筋肉がリラックスすることに注意を払ってください。この時点で，筋肉に緊張が無いか，身体を足から頭へとなぞってみてください。どこか緊張している部分を見つけたら，その筋肉に集中し，緊張を解き放ち，弛緩を更に促しましょう。

筋肉がどんどん弛緩する時にどのように感じるか，注意を払ってください。筋肉がより完全に深く弛緩する時の感覚を楽しんでください。筋肉の中に広がる深い弛緩の心地よい感覚に注意を払うことだけをすればいいのです。身体全体をリラックスさせる時に，弛緩の感覚を楽しんでください。こうしてあなたの身体は，椅子やベッドの上で，より心地よく安定するでしょう。すべての筋肉が緩んでよりリラックスすることが感じられるでしょう。

深い弛緩を達成するための漸進的筋弛緩法を身につけたら，次のステップは，日常生活で緊張が起きるときにこの方法を適用することになります。この訓練を短縮化して，早くリラックスすることもできます。そのためには，リラックスさせる筋肉群の数を減らします。例えば，両手に握りこぶしを作り，あなたの肩の高さに上げることによって，両手の前腕と上腕の筋肉を一度に緊張させます。顔の筋肉群を個別に緊張させる代わりに，額，頬の上部，顔の下部，顎の筋肉を同時に緊張させましょう。そして緊張を解けば，弛緩が広がり，筋肉が緩み更に深く完全にリラックスする時の感情を味わえます。

キュー法（リラックスするきっかけを使ったコントロール法）

すばやくリラックスするための訓練法は「キュー[7]法」と呼ばれています。このキュー法という練習で，前に述べた漸進的筋弛緩法の緊張弛緩サイクルを通さずに緊張を減らすことができます。キュー法は，きっかけとなる単語やフレーズを弛緩訓練とペアにすることで成り立っています。これは，きっかけとなるフレーズが弛緩反応を生み出す合図の役割をするから「キュー法」と呼ばれるのです。

キュー法に慣れるために次の手順を２，３回読みましょう。さあ始めましょう。この訓練と根気があれば，あなたが日中緊張不安な状態になったらいつでも手軽に，どこででもできるものであることがわかるでしょう。

1．心地よい場所に腰掛けるか，横になりましょう。

2．目を閉じてください。手を膝の上にゆったりとおいてください。

3．胸からではなく，横隔膜からゆっくり，均等な，深い呼吸をしてください。急がず，規則的なペースで呼吸していることを確かめましょう。「１」と数えて少し息を止め，「２，３，４……」と数えながら息を吐き出します。　あなたの息に注意を集中させましょう。息を吸う時に鼻孔を通る涼しい空気と，吐き出す時に唇の間を通る温かい空気を感じてください。

4．呼吸に注意を払う時に，「私はくつろいでいる」と心の中で静かに繰り返してください。息を吸う時に「私は」と，息を吐くときに「くつろいでいる」と心の中で言いましょう。これを行う時に，額の筋肉に気持ちを集中させ，息を吐くたびに緊張が身体から解き放たれていくのを心に描いてください。

5．額の筋肉をリラックスさせ「私はくつろいでいる」と繰り返しながら，顔の下のほうに注意を移動させていきましょう。

6．眼の周りの筋肉をリラックスさせましょう。リラックスしたら，次は口の周りに移ります。リラックスしてください。

7　訳注：テレビなどでアシスタントディレクターが出す合図

7．今度は背中と首の周りに注意を集中させましょう。ここは，ストレスがとても溜まりやすい身体の部位なので，時間をかけてください。首の後ろの筋肉がほぐれてリラックスしたと感じるまで，次に進まないでください。
8．そして次は，肩の後ろ側の筋肉に移ります。
9．今度は胸と腕の筋肉に注意を向けてリラックスしましょう。
10．あなたの身体のほかの部分に，筋肉群ごとに移動し，それを足まで続けてください。
11．足の筋肉までリラックスが終わったならば，数分間座って，すべての筋肉の弛緩の感覚を楽しみましょう。ゆっくりと眼を開けてください，そして少し時間がたったら立ち上がって構いません。

ストレス，不安，緊張を感じた時に，この方法は身体をリラックスさせるのに効果的だと，体験した人のほとんどが語っています。背中や首のコリ，胃のきりきりした痛み，歯の噛みしめ，緊張し盛り上がった肩などは，日中の，筋肉の緊張の徴候であり，これらに注意してください。こうした感覚は，リラックス法を始めるきっかけとなるものです。例えば，大変な仕事の最中に，あごと肩がとても凝っていて緊張しているとしましょう。これは弛緩法を行うきっかけになります。この練習の効果を最大にするには，1日に2，3回，緊張の徴候があるかどうか自分の身体をチェックすることです。

決まった時間にこの訓練を行います。例えば，オフィスの部屋に着いて朝一番で留守番電話を確認する時，昼食から戻って一休みする時，または午後3時か4時くらいの疲れの出てきた時…。異なる状況や立位，座位，歩行のようなさまざまな姿勢でこの方法を試してみてください。

練習中，チクチクしたり重たく感じたり，いつもと違う感覚を持っても，心配はいりません。これらは筋肉の身体的リラックスによる正常な反応なのです。事実，それはあなた自身が身体をコントロールしていることの確かな証拠なのです。

数唱法

呼吸法や漸進的筋弛緩法を練習した後，筋弛緩の感覚を深める方法として次に学べるものに「数唱法」があります。身体のストレスへの反応のしかたを自分でコントロールし，緊張の生じる状況下，特に忙しい最中であってもリラックスすることが可能となります。この練習は仕事中でも自宅でも緊張していることに気付いた時に役立ちます。ストレスがたまるのを放置せず，緊張，辛い考え，不安のサインが出たところで，それをきっかけとしてリラクセーションを始めます。

1．座るか横になるかして，眼を閉じましょう。
2．前に述べた筋弛緩法の2つのいずれかを使って，筋肉の緊張を取り除きましょう。
3．いったんすべての筋肉がリラックスしたら，数字の5から1までを逆順にゆっくりと数えてください。

4．５を心の中で数える時，深くリラックスして，数字を逆順で数えながら，階段を下りるか，エスカレーターで下るか，ふわふわと気球に乗っている自分を想像してみてください。各数字を数えるにしたがってどんどん深くリラックスするのに気づくでしょう。

5．数を数える時，さらにどんどん深いリラクセーション状態に降りて行くのを想像し続けてください。

6．「１」を唱えるまでに，数字ごとにだんだんと深くリラックスしていくことがわかります，そして１に到達したら完全にリラックスしたことを感じるはずです。カウントダウンを急がないでください。本当にリラックスするまで，次の番号に移らずに待ちましょう。カウントダウンする時に，より深いリラックスを感じるでしょう。

7．さあそれでは，５から１まで数えるこのリラックスタイムを終える時です。「４」と唱えながら両脚と両足を動かします。「３」と唱えながら両腕と両手を動かします。「２」と唱えながら頭と首を動かします。「１」と唱えながらゆっくりと眼を開けましょう。すると完全にリラックスしていることを感じるはずです。

視覚化

身体がリラックスする時には，脳もリラックスします。その逆もまた正しく，精神がよりリラックスすれば身体もまたリラックスするのです。この感覚を深める１つの方法は視覚化訓練を使うことです。多くのアスリートやダンサーは，ピークパフォーマンス[8]をする競争力を研ぎすますために，以下で説明する視覚化をしています。つまり視覚化を取り入れた弛緩法で，基本的に「心の眼」を用いて単語やフレーズあるいは心のイメージを想像することが特徴です。この方法の基にある考え方は，ヘンリーフォードの言葉に例えられます。「自分ができると思ったらでき，できないと思ったらできない。その考えは通常間違っていない」。

アスリートは，競技の前に「リハーサル（動きの繰り返し練習）」をするのに，視覚化を使います。世界レベルのスキーヤーは，斜面でヘアピンターンをする１インチごとにどうにか切り抜けることを想像し，ホッケー選手はネットのどこにパックをシュートすればいいかをイメージし，体操の選手は各演技を実際に行う前に，事前に決めた試技の各ステップを心の眼で視覚化します。この技法は，アスリートだけでなく，もっと自分で身体をコントロールしたいと思う患者さんにも適用可能です。身体は，今ここで起こった出来事と，想像した出来事との相違を区別できないので，視覚化することによって，身体に実経験と同様の影響を与えることができるのです。

8　訳注：最高の成績・最良の演技など

リラックスを目的に効果的な視覚化を行う場合，良好で安全かつ心地よい場所を思い浮かべることが一つの大事な鍵となります。こうした場所を心により明確に思い浮かべることができればできるほど，リラックス体験は深くなります。その際に音，風景，手触り，匂いといった細部を想像するように試みてください。弛緩法の練習をしやすいくつろいだ場面として，多くの人は浜辺に寝そべっている場面を用います。しかし，海の単純な記憶を想起するだけでは足りません。海の場面が実際にどのようなものか心の中に創り出すのに必要なすべての感覚を呼び起こしてください。海の霧状になった塩を含んだ水しぶきの匂いを嗅ぎ，時折頬をかすめる涼しいそよ風を感じてください。カモメのはしゃいだ鳴き声や，海岸線をリズミカルに寄せては返すさざ波の音を聞きましょう。頭や背中，脚に降り注ぐ太陽の光や，白砂で温まっている柔らかいタオルの感触を想像しましょう。ホットドッグを焼いている匂いを思い浮かべましょう。深く青い空に浮かんでいる，白くて柔らかいふわふわした雲を思い描きましょう。こうしたイメージにひたるために，すべての感覚を用いましょう。

今度は，座るか横になり，眼を閉じて，以下の視覚化のステップを進めてください。

1．くつろげる穏やかで，のどかな場所を想像しましょう。例えば，人気のない浜辺，山の頂上，森，庭，自然遊歩道，あるいは小川のほとりの牧草地などです。あなたが行ったことのある場所でも，日常のプレッシャーから逃げるために行ってみたいといつも思っているところでも構いません。イメージに集中することが難しい場合には，すぐ身の周りにある手掛かりを使ってください。例えば部屋にある花は，庭園を歩く時の心地よい静かな風景を思い起こさせるでしょう。

2．眼を閉じて，あなたが選んだイメージを鮮明に思い浮かべてください。自分がリラックスしている場面を詳細にイメージするために，好きなだけ心地よさや喜びを感じられるように，自分を解放しましょう。しなければならないことも，行かなければいけない所もありませんので，思う存分リラックスしてよいのです！ 1つの特定のイメージにこだわる必要はありません。心をリラックスする場所に自然に向かわせましょう。イメージの中にさまよっても構いません。心地よい瞬間を好きなだけ楽しんでください。リラックスし，心地よく感じるということが，そう悪くはないとわかるでしょう。

3．十分リラックスしたと感じ，通常の覚醒状態に戻りたいと思う時，5から1まで数え，各数字を心の中で唱えるごとに，より意識がはっきりし，眼が覚めてきます。1を唱えるとき，眼が開き，リフレッシュし，快適に感じます。

あなた自身のリラックス・テープを作りましょう

もし各種リラックス法のステップを覚えるのが難しいなら，ステップを録音してリラックス・テープを作り，練習時間にそれを再生するのもいいかもしれません。ステップの間に十分時間をとることを忘れないでください。あなた自身のテープを録音することで，あなたにぴったりフィットするものになるのです。漸進的筋弛緩法のテープを作るのであれば，各筋肉群を5秒間緊張させて，その後10秒から15秒間リラックスさせます。心地よいリラックス感覚に集中するために，次の筋肉群に進む前に，20秒から30秒間時間を空けてください。もし呼吸訓練を録音するのであれば，1分間に約10回の呼吸ができるような時間をとるようにしてください。つまり，息を吸うのに約3秒間，同じく吐くのに3秒間をとるとうまくいくというわけです。訓練は15分から20分以内にするのがよいでしょう。

録音する準備が整った時にリラックスした声で，ゆっくりと通常のペースで手続きの言葉を言いましょう。録音の完成を急いではいけません。急いだからといってリラックスが得られるわけではありません。得られる時に自然と得られるものなのです。テープに頼らないようにしてください。頼りすぎるとリラックスのスキルを，テープのない実生活の場で活かすことが難しくなるからです。

進歩の度合を記録する

1回の弛緩法の練習の前後に記録をつけることで，自分の進歩の度合を見ることができます。169頁の「リラックスワークシート」を活用しましょう（55頁の記入例を参照してください）。セッションの前後でどの程度リラックスしたかを数字で表してみましょう。

大抵の人はリラックスの度合を数字で表すことに慣れていませんが，簡単にできることです。尺度は0から100までで構成されており，0は全くリラックスできていないレベルで，100は想像しうる最も高いリラックスのレベルです。25は少しのリラックスを，75は高いレベルのリラックスを表します。

練習の間にどのくらい集中できたかについても，同じ尺度を用いて記録してください。スコア0は集中の程度が弱く気が散りやすかったことを意味し，スコア100は集中を続けることができて他のことは何も考えなかった状態を意味します。スコア50は気が散ってはいたが集中も時々できた状態です。次の週の終わりまでに，リラックスと集中のスコアが最低でも60となることを目指しましょう。

ステップ2　やることリスト

- □ 毎日弛緩法を行いましょう。練習をより効果的に行うために，1回に 10 分間のセッションを，1日に2回行いましょう。2回できなければ1回でもかまいません。しかし，その場合リラックスを感じるまでに長くかかることを覚悟しておきましょう。規則正しく訓練をしなければ，成果を得られません。
- □ 各セッション実施後に「リラックスワークシート」に記録しましょう。
- □ ワークシートを使って，その時の状況や考え，反応，体験した腸の問題について，来週にかけて記録を続けて追跡してください。

リラックスワークシート

0	10	20	30	40	50	60	70	80	90	100
なし		低い			中程度			高い		非常に高い

練習のたびに上の尺度を使ってリラックスの度合いと集中の度合いを測りましょう。練習中に起こったことが何かあればコメント欄にメモしておきましょう。

日付	練習セッション	練習後のリラックスの度合	練習中の集中の度合い	コメント
5月1日	1回目 2回目	60 60	70 60	いい気分。思ったよりも簡単だ。今日は集中がやや途切れた。
5月2日	1回目 2回目	70 70	60 70	昨日より集中し，とてもリラックスしている。
5月3日	1回目 2回目	練習せず 70	練習せず 80	今日は打ちのめされていた。1回しか練習できなかった。
5月4日	1回目 2回目	70 60	70 50	雑念が浮かんで，リラックス反応が弱かった
5月5日	1回目 2回目	60 50	60 60	お腹の中から空気を吐き出すのが難しかった
5月6日	1回目 2回目	70 80	80 80	仕事のプレッシャーを解消するのにとても役立った
5月7日	1回目 2回目	70 80	70 70	良くなってきた感じがする
5月8日	1回目 2回目	70 70	60 60	
5月9日	1回目 2回目	60 60	60 50	2回電話がかかり中断させられた
5月10日	1回目 2回目	70 80	70 80	昨日よりも集中できた。大変良い気分だった
5月11日	1回目 2回目	70 80	60 50	息子に邪魔されたので，最後までできなかった。
5月12日	1回目 2回目	80 80	70 80	緊張感↓リラックス↑
5月13日	1回目 2回目	90	80	うまく出来ていて，満足だ

ステップ3
日常にリラックス法を取り入れる

ポールは人使いの荒い石油会社の幹部で，ここ数年間IBSに悩まされています。仕事のストレスが強くなるにしたがってIBSの症状も悪くなっていくのです。しかしリラックス法を身につけてからはそんなこともなくなり，今では数分間でリラックスできるのです。ポールはオフィスのドアを閉めて，数分間深く座り目を閉じ深く息をして筋肉をだらりとさせます。30秒もしないうちに穏やかな気持ちになりはじめ，緊張がほぐれて集中することができ，より覚醒した状態になるのです。

ポールの例が示すとおり，弛緩法はストレスをコントロールするのに大変役立ちます。あなたの場合はどうでしょうか。ステップ2で説明した弛緩法は役立ちましたか？ 練習を続けるにしたがい，リラックスと集中のレベルは改善しましたか？ 練習のために時間をとることはできましたか？ 上手くできない部分も2，3あるかもしれませんが，新しいスキルを身につける時はいつでもあることなのです。練習を規則正しく続けることでリラックスし，身体をよりコントロールできていることを実感することが大事なのです。それはIBS症状がある人の多くがまだ味わったことがない経験です。もし少なくとも中程度のリラックスを達成できたなら自分をほめてあげましょう。

練習を始めた頃うまくいかなくても落胆しないでください。自分のペースで新しいスキルが身に付くように行ってください。例えば，車の運転を初めて練習していた時，信号を見過ごすこともあったでしょう。あるいは，スピードが遅すぎたり，縦列駐車ができないこともあったかもしれません。しかし，あきらめず，「気にしない。運転ができなくたって，その時はバスに乗ればいいのだから」と言って練習を続けるでしょう。練習することによって，経験から学び，調整を行いながらまた続けていくのです。技術は次第に向上し，運転が自然とできるようになるのです。

リラックス法を学ぶ時も同様です。リラックスすれば気持ちが良くなります。それは楽しみながら学べる健康のための習慣なのです。歯磨きするより，よほど楽しいことなんです！ この楽しみを知れば，もう一度トレーニングをしようという気になるのは確実です。

上手にリラックスするために

次に弛緩法を行うときにありがちな問題を解決する方法を学びましょう。訓練に集中できなかったたり，何回も邪魔が入ったりする場合に，中断を少なくするいくつかの方法があります。

- 呼吸の練習をしているときに頭がくらくらしたりめまいがする場合は，空気を吸いすぎている可能性があります。呼吸のペースをゆっくりにして，息を吸うのに4秒間，息を吐くのに6秒間かけるようにしてください。
- リラックスしている途中何かに妨げられたら，リラックスを続けその問題には後で対処しましょう。邪魔が入っても，練習を最後まで続けることで一定の効果が得られます。
- 邪魔をしそうな人には，練習の重要性を説明し，そのためには静かな状態を保つことが必要なのだと伝えましょう。もし可能なら，他の人たちに理解してもらうために彼らにも練習を試してもらいましょう。
- 家族や同僚には，練習をしているときは他のことはできない，ということをよく伝えましょう。
- もし練習をはじめて，その場所が十分静かでないとわかったら，新しい場所を見つけましょう。ドアの出入りが気にならないところで練習しましょう。必要ならためらわず「邪魔をしないでください」という札をドアにかけましょう。
- 外の雑音を消すようにしましょう。それができない場合，ファンを使って周りの音を気にならない程度に抑えましょう。
- リラックスしているときに眠ってしまうようであれば，疲れ過ぎているのです。十分に睡眠をとって，もっと目が覚めている時に練習しましょう。場所を変えてみるのもいいでしょう。例えばベッドから椅子に移ってみるのです。

リラックス法の練習時に問題はないか？

以下の質問は，あなたがリラックス法を練習する時の問題がどこにあるのかを特定するのに役立ちます。こうした情報を用いて，改善計画を立ててみてください。

- リラックス法を行っているときにどのような問題が生じたか？
- それらの問題を解決するのに何を行ったか？
- 何がうまくいったか？
- このステップを読んでから，弛緩法に集中するのに良さそうな他のアイデアを思いついたか？

リラックス法を行う初期の段階では，静かで邪魔の入らない心地よい場所で練習してきました。簡単にできるようになったと感じたら，次のステップは，これまで身に付けたスキルを日常の状況や身体の緊張が高まってきたと感じる時にも使えるようにすることです。いつものように普通に何かをしている時に，ストレスに対処するために手軽に使える方法ということになります。

来週にかけて，次のような日中さまざまな状況で，短時間のリラックス休憩を数回行ってみましょう。

- 椅子に直立に座っている時
- レストランに座っている時
- コンピューターでキーボードを操作している時
- 店で支払いの順番を待っている時
- 外を歩いている時
- リビングルームで立っている時
- テレビを見ている時
- 映画館で座っている時

いったん緊張を感じはじめたら，その嫌だな，という感じをきっかけに使って，ゆったりとスムースな深い呼吸に集中することをはじめましょう。息を吸いながら「1つ」と数えましょう。そして均等にすっかり息を吐き出しながら「リラックス……」と心の中でつぶやきましょう。10まで数えたらまた1に戻りましょう，1分間に8から12回くらいの割合で呼吸しましょう。ゆっくりと呼吸するにつれて，筋肉の緊張は緩みリラックスします。心地よい場面を思い浮かべることによって身体のリラックスは深めることができます。例えば，砂浜でくつろいでいる，田園をハイキングしている，松林をピクニックしているところなどを思い浮かべましょう。自分にとって役立つならどのような情景でも構いません。

自宅のリクライニング・チェアに座っているときだけでなく，ストレスを感じる時にはいつでもリラックス休憩をとることができます。会社へ行く途中に交通渋滞に巻き込まれた時や，銀行の長い列に並んだまま身動きができない時などに，これを試しましょう。スポーツ好きの人なら，ゴルフのスイング，高飛び込み台からのダイビング，バスケットボールのシュートを行う直前などに，この技法を試してみましょう。あるいは，心臓病専門医の大御所の前で発表するためにステージに向かう直前に試しましょう。

このシンプルなリラックス法に，わずか2分程度を1日数回割くことができれば，それがもたらす効果に驚くことでしょう。呼吸をゆっくりすることや筋肉を弛緩させることは，身体や心をよい状態に導きます。忘れずに行うことができれば，ストレスのレベルを下げ，色々と健康上のメリットも得られます。

ステップ３　やることリスト

□ 毎日リラックス法を続けましょう。

□「リラックスワークシート」に，１回毎に記録をつけましょう。

来週にかけて，ワークシートを使って自分が経験した状況，思考，反応，腸の症状を追跡しましょう。

□ １週間を通してずっと，あらゆる状況で，短いリラックス休憩をとる練習をしましょう。

ステップ4
自分の思考に注意を払いIBSに打ち勝つ

19歳のジャネットは，大学の図書館の受付で働きながら学んでいる大学生です。成績は極めて優秀ですが，学期の終わりにはなると決まって勉強と仕事のバランスに切羽詰まって，まるで時計で測ったようにお腹の症状が悪化します。胃の痛みと便秘に加えて，胃から出るグーという音に悩まされています。静かな場所で働いているので，そこで勉強している他の学生に聞こえてしまうのではないかと神経質になるのです。ひどくなると毎日仕事に行く途中，今日一日誰も自分の机に近づきませんように，と祈ってしまうのです。「もし胃がグーッと鳴るのを誰かに気付かれたらどうしよう！　その人は私のことを何と思うかしら？」。来る日も来る日も彼女はお腹の締め付けを感じながら仕事につくのです。

ジャネットの状況は，思考が強力に身体の反応に影響を与えることを示しています。ステップ4では，このような思考をより建設的な方向に変えることを学びます。このステップの重要な目標は，来週にかけて自分の思考により注意を払い，それをどのようにコントロールするかを学ぶことです。ここでは特定の思考，解釈，信念，期待が引き金となって呼び起こる精神的緊張に焦点を当てましょう。

言い換えれば，重要な取締役会そのものがあなたにストレスを与えて緊張や怒りをもたらすのではなく，会議についてあなたがどう思いどう考えるかが，不快な反応をもたらす引き金になるということです。逆に自分の考え方を変えれば反応も変えられるということです。すなわち物事や出来事に対する考え方は，感情・行動・身体的反応に直接影響を与えることができるのです。

思考や信念が反応にいかに大きな影響を与えるか，その強力さが，2人の人間が同じ出来事に対して全く違う反応をする理由を説明します。交通渋滞にひっかかって憤慨して落ち着かない人がいる一方，他の人たちは冷静に受け止めます。ここで重要なのは，自分の考えが自分の反応に影響を与えるということを良く認識することです。その認識がお腹の健康を良くする出発点となります。

ストレスがたまるにつれて，人はしばしばネガティブな考えをしはじめます。問題が起こる可能性とそれがどのくらいひどくなるかを過大に評価するとともに，自分自身に対して発する心のつぶやきがより極端なものとなってきます。しかも，ストレスのある状況で極端な考えを持つ時間が長くなるほど，状態は悪くなっていきます。これらの極端な考えはなかなか消え去らないからです。ネガティブな心のつぶやきは，健康と病気，幸福と悲しみ，自信ともろさのバランスを崩し，あなたの感じ方や行動に直接影響するものなのです。

物事を実際よりも悪く考えてしまう，あるいは結論に飛躍してしまう傾向がある人は，毎日のちょっとしたことにより強く反応してしまいがちです。また，回復するのにより困難を感じる傾向があります。研究によると，人は心配ごとのある時，脳内の化学的変化によって身体的痛みはよりひどく，耐えられないものになることが明らかとなっています。簡単に言うと，極端な考えは極端な反応を伴うのです。

幸いなことに，そのような極端な考えをトーンダウンさせ，IBSの悪循環を悪化させる反応を変えることができる方法があります。より建設的に考える方法を身につけると，ストレスが消化器系を乱してしてしまう前にストレスを取り除くことができるのです。自分の反応を認識し，さらに思考パターンを変化させることによって反応を変化させる方法を学びましょう。そのためにまず，ストレスの精神的な要素である「心配」に焦点をあてましょう。

良い心配　悪い心配

誰しも心配事によって時々苦しめられます。問題に直面するたびに，心はいつも，出来事の意味を考えようとします。心配することは，時には問題を解決することを助け，最善を尽くそうという動機づけになります。しかし時々，心配が昂じて耐えられなくなることがあります。最悪の場合，心配のあまり，目標の妨害になったり，感情的な苦痛が生じたり，健康状態が悪化したりしてしまう可能性があります。

IBSの症状を持つ人の思考スタイルの研究によれば，IBSのない人に比べ，より心配しやすい傾向があることがわかっています。IBSの人がよく経験する悪い心配には，典型的には次の2つのタイプがあります。

- すでに起こってしまったコントロールできない問題についての心配
- まだ起こっていない問題（そしてほとんどの場合，決して起こらないような問題）についての心配

実際には今ここに存在していないことを心配している場合が多く，どれが存在するのかは自分の頭の中だけなのです。時々，心配を止めるのが困難になります。あたかも心配は，まるで壊れたレコードのように意識の背後で回り続けるのです。

心配することは少しコレステロールに似ているところがあります。良いコレステロールと悪いコレステロールがあるように，「良い心配」と「悪い心配」があるのです。「差し迫った問題を解決するため具体的な活動に結びつく心配」は「良い心配」です。良い心配の場合，まず問題に直面し，それを心配し，それが問題を解決するための計画につ

ながり，行動を起こし問題が解決されます。それで完了です。

「悪い心配」では，解決する直接の問題はありません。あなたの心は，既に起こってしまって変えられない問題や，この先いつ起こるかわからない問題にとらわれてしまっています。「悪い心配」は緊張を高め，脳と腸の相互作用に影響を与える可能性があります。また，しばしば「もし…だったなら」とか「もし…が起こったら」という語句から成り立っています。

- もしもっと一生懸命勉強していたら，試験でもっと良い成績がきっととれたのに。
- もしもう少し早く出かけていたら，会議に遅刻しなかったのに。
- もし母親をもっと早く病院に連れていっていたなら，病気が悪くならなかったのに。

「もし…さえしていたら」と考える出来事は，もう既に起こってしまった出来事ですが，「何がうまくいかなかったのだろう，どうやって少しでも埋め合わせをしようか？…」という考えが心に浮かびそれをやめることができないのです。あなたは過去の問題を，あれこれ考え込んで後悔したり失望したりしたことはありませんか？　でも，それはあなただけ一人ではありません。こんな後悔が生じるのは，既に起きた出来事で自分にはどうすることもできないということを忘れてしまっているからです。しかし出来事を思い出すとついつい何とかできないかとまた考えてしまうというのは，人にはよくある自然なことです。心配とは，思うようにならないことが明らかな出来事について，何かしなければという思いから生じる反応の１つなのです。

他方「もし…が起こったら」という考えは，将来についての予想や期待に関するものです。このような思考は，起こりうる脅威，不運，あるいは災害のすべてが対象になります。

- もし夫が仕事から帰るのが遅かったら？…事故にあったのかしら？
- もしトイレが見つからなくてひどいことになったらどうしよう？
- もし町の中で運転していて迷ったらどうしよう？
- もしパーティーで知っている人がいなかったらどうしよう？
- もし電力会社の料金振り込み期限に間に合わなかったらどうしよう？
- 金曜日の締切りに間に合わなかったらどうしよう？
- もし上司との打ち合わせの時にお腹が鳴ったらどうしよう？

人生の関心事や心配事は尽きません。心配事が多くなりすぎると具合が悪くなるのは，ちょうど食べ放題の朝食のビュッフェで食べすぎて身体をこわすようなものなのです。

心配しすぎなのでは

ほとんどの人は，不快な出来事が起こって，それが大事な物や大事な人に関わることであれば，心配します。同じようにほとんどの人は悪い出来事が起こりそうになれば，心配します。もし大変悪い天候の中で運転しなければならない，あるいは自分の出来が悪い可能性が高いにも関わらず重要な仕事をしなければならない場合，どうにか悪い結果を回避したいといろいろと考えることでしょう。

もし心配が，過去や将来における不快な出来事に対する心の反応として自然なことだとすれば，どの程度まで行くと度を過ぎた心配になるのかはどうやって判断したらいいのでしょうか。適度な心配かどうかを判断するには，単純な2つのルールがあります。

ルール1　もし差し迫った問題について心配しても，ただちに解決に結びつかないのであれば，その心配は役に立つものではなく，悪い心配と考えられる。

忘れないでください。心配は，心配している目下の出来事が起こる可能性がかなり高く，その心配が具体的な活動につながる場合にだけ，その効果があるのです。腹部の痛みを感じて「胃ガンだったらどうしよう」と考えたとしたら，医師にかかろうとして予約をするという行動を促すでしょう。医師を訪ねる予定がいったん決まったら，自分にできることをすべてしたことになり，それ以降の心配は何の役にも立たないことになります。IBSと胃ガンには何の因果関係がないことを忘れないでください。症状があってもガンである可能性はとても低いのです。いくら心配しても，状況が良くなるわけではありません。いくら心配しても，医師が検査結果を見るまでは，結果を自分で明らかにすることはできないのです。医師がガンの可能性を否定した後に更に心配し続けることは，なおさら意味がありません。

仮に悪い出来事が将来起こる可能性が高いとしても，心配することは何の役にも立たず，更に問題を産み出してしまうかもしれません。こうしたことは出来事の前に可能な問題解決をすべてやってしまい，やることがなくなってしまった時に起こります。もちろん過去や将来のネガティブな出来事が気になるのは自然なことです。しかし，準備できるすべてをやってしまったならば，心配し続けても単に苦痛を産み出してこれからの人生の妨げになるだけでしょう。

既に起きてしまった古い問題に長い間こだわって，過去の不快な出来事を蒸し返してしまうとしたら，どうしたらいいでしょうか？　次のルールがその回答です。

ルール2　過去の失敗について考えることや後悔することが，その失敗から学ぶのに役に立つのでなければ，それは無益なことである。ただそのままに放っておこう。望ましくないかもしれないが，他に選択の余地はない。

これらのルールを併せてみてください。いかがでしょうか。心配が問題を解決し，起こってしまったことから学ぶのに役立つことにつながってなければ，百害あって一利なしです。それでは，心配に打ち負かされる前に心配をコントロールする実践的な方策を，次に見てみることにしましょう。心配すること自体当たり前ですが，いつも役に立つとは限りません。したがって，コントロールする方法を学ぶことが重要なのです。ストレスの多い状況における人の思考は，しばしば正確でないことが多いのです。あるいは単に起こるであろうと憶測しているにすぎない場合が多いのです。往々にしてそうした予想は的外れである可能性があり，的外れになった時にそうした思考は心と身体に大きな負担をかけることになるのです。一旦，出来事の大きさを判断する自分のやり方が必ずしも正確でなく，役に立たないと気付いたら，あなたはもっと役に立つ，代わりの考え方をとることができます。

何が自分の憶測の裏にあるのかをみてみましょう。研究によると，ストレスの下で，人は代替案を考えることを止めてしまうという思考上の深刻な盲点を作ってしまうということが知られています。例えば，会社のトップセールスマンがいつになくひどい売上成績を出してしまった場合，彼は「この仕事にはもう耐えられない」と最悪のことを考えるでしょう。またある女性は，社長が従業員の一時帰休を検討しているという同僚の噂を聞いて，「もし失業したら，ひどいことになるわ。新しい仕事がみつからず，請求書の山ができるわ。そうしたら両親のところに引っ越さなければ…そんなの最悪！」とつぶやくでしょう。つまり彼女は困難に対処する能力を十分検討することもなく，最悪のシナリオをあれこれ考えるのです。この心理的盲点は「物事を大げさに考える」と呼ばれるものです。物理的盲点のように，こうした心理的盲点は，物事を明確にみることを妨げ，十分認識していないと身体にも有害です。

状況を別の見方で見ることができるか自問することによって，心理的盲点を消すことができます。例えば，友達が群衆の前に出てプレゼンテーションをすること心配しているとしましょう。あなたは「そんなこと心配しなくてもいいよ，すべては上手くいくわよ」と安心させるでしょう。あなたは心配を取りはらうために，彼女を励まして心理的盲点を消し去るでしょう。友達はあなたの快い助言で安心するでしょう。しかしながら，あなた自身に盲点がある場合には「人に説くことを自身も実行せよ」とはいかないかもしれません。

自動思考とは

思考がなかなか手強い一筋縄でいかない理由は，思考が，自分がしばしば気付かないくらい短時間のうちに自動的に起こるからです。もし人が車のドアを開けたり，歩いたり，トーストを一口噛んだりするという生活のすべてについて詳細に考えなければならないとしたら，他のことをする時間がなくなってしまいます。靴紐を結ぶ各ステップについて，口で説明をしようとしたらどんなに長い時間がかかるかを想像してみてください。

1．まず靴を片方履きます。
2．紐の１本を上に，もう１本を下にして，十字にクロスさせます。
3．２本の靴紐の端と端が交わったら，１本の端を上からもう１本の下にくぐらせて，上にくるようにします。
4．靴紐の一本の端を手に取って輪を作ります。

5．紐の端を手にとって，作った輪の周りに巻き付けます。巻き付ける時に少し小さな穴を作ります。
6．小さな穴に紐を通して輪を作ったらそこを真ん中に持ってきます。
7．紐を穴に通したら，もうひとつ別の大きな輪を作ります。
8．大きな輪を強く引っ張り，硬く結びます。
9．1に戻って，もう片方の靴を同じようにします。

誰も靴紐を結ぶ全ステップのことなんて考えていません。なぜなら，私たちが学校に上がる前から何度も何度も繰り返してきており，習慣になっているのです。靴紐を結んだり，自転車に乗ったり，車の運転をしたり，歯を磨いたりといった行動は「習慣」なのです。

同じように，あなたの物事に関する考え方自体も，習慣として身についていることかもしれません。心配も，過去に何回も同じような心配をしていると自動的に起こり，問題へと発展します。これは精神的な習慣の一例です。その習慣が強くなると，心配が起こるプロセスに気づくことさえなくなるのです。時には，2，3の特定の言葉や簡単な視覚的イメージがあたかも一種の暗号のような役割をして，ある心配が引き起こされることがあります。典型的にはほんの2，3の単語だけで一連の肉体的・心理的反応の引き金となってしまうのです。

同僚が，上司があなたにできるだけ早く会いたいと言っている，と伝えたとします。お腹は直ちに痙攣を起こし，恐怖感に襲われます。こうした反応はとても速く起こるので，反応の引き金となった思考が何であったかを捉えるのは容易ではありません。しかし覚えておいてください。**その状況だけが，反応の引き金となるのではありません。状況が何を意味するかについてのあなたの信念が，あなたの反応の仕方を決めているのです。**

通常，自動思考にはいくつかの共通点があります。

- ***どんなに不合理な考えであっても，自動思考は事実として考えた本人には受け入れられます。***例えばある女性は「息子は試験に失敗して，第1志望の大学に入れないだろう」と心配しています。またある女性は彼女のボーイフレンドがメールに返事をくれないので，彼が彼女に関心がなくなった，と決めつけてしまいます。自動思考は自然と心に浮かんでくるので，しばしば人はその正確性について疑問を抱くことがないのです。また，自動思考の内容も本人にとってはもっともらしく思えるので，それに疑問を持とうともしないのです。しかし心配事の妥当性を注意深く吟味すれば，自動思考は真実を歪めていて，起こる可能性はあってもあまり起こりそうもない事柄だということに気づくはずです。
- ***自動思考は，極端で，とんでもないことに発展する傾向があります。***自動思考は大惨事や不幸な出来事を予測し，人に最悪の事態を予期させます。例えば，ひどい頭痛を脳腫瘍の症状と考えたり，期待を大きく下回る売上げの報告で仕事をクビになるのではないかという恐れが引き起こされます。ある女性は，過去のルームメートから季節の挨拶状が来ないことから，相手から嫌われていると考えてしまいます。

- ***自動思考は，極端であり，強い感情的・肉体的反応を引き起こすので，有益ではありません。***自動思考は問題を直ちに解決するのには，役立ちません。それは，もう既に起こってしまった問題にくよくよしたり，起こり得るがまだ起こっていない問題についてあれこれ考えさせたりしてしまうのです。
- ***自動思考は，打ち消すことが容易ではありません。***それはまるで意思を持っているかのように，浮かんだり消えたりを繰り返します。それはまるで，心の中のインターネットポップアップ広告のような感じです。
- ***自動思考は，学習されたものであり，習慣形成されるものです。***周囲の人々は，あなたが子供のころからあなたに対してずっと，どう考え，どう感じるかをあなたに教えてきたでしょう。あなたは情報を一定の方法で処理するよう，家族や友達やメディアに条件づけられてきたのです。出来事についてのあなたの考え方は，タバコを吸うこと，コーヒーを飲むこと，歯を磨くこと，シートベルトを締めること，毎朝同僚に挨拶をすることと同じく，習慣になっているのです。しかし，自動思考は学習されたものなので，意識すれば忘れることもでき，自分としっくり肌の合う他のもっと建設的な思考に置きかえられることはできるのです。

建設的な思考を

思考パターンに，ある種の単純な変化をいったん起こせば，あなたはストレスに対処し，様々な状況と経験に効果的に対応する能力を高めることができます。

思考スタイルを変えるというのは，単に「ハッピーに考える」とか「ポジティブ思考」を実行するのとは異なります．ポジティブ思考のパワー（「空を覆う黒い雲も，その上面は太陽の光で銀色に輝いている。」訳注：「苦あれば楽あり」）を説く本，雑誌，深夜の情報番組は山のようにあります。これらで主張されている言説によれば，世界はあたかもバラ色で素晴らしい場所であるように思え，人生のすべての問題はポジティブ思考を育てることで溶けてなくなってしまうことかのように思えます。成功することに不満を持つ人はいないのですから，もしポジティブ思考があなたにとってうまくいくのなら，どうぞ続けてください。しかしながら，ほとんどの人は，ただ単にポジティブ思考を繰り返すだけでは，そのうちだんだん信じられなくなるだけでなく，行動を変えることはできないことに気付きます。例えば，「毎日，すべての点で良くなっていく」と自分に言い聞かせても，大事な会議の前に，車の鍵を車に閉じ込めてしまったら，とてもそれを受け入れられないでしょう。ポジティブに考えようと自分に言い聞かせたところで，それが受け入れられないという単純な理由で，ポジティブ思考は腸の症状や他の健康問題に対して効果が長続きしません。

もっと役に立つ現実的なアプローチは，事実に基づいて状況をどのように解釈すればいいかを明らかにする，より建設的な思考の習慣を育てることです。大抵の場合，建設的思考により自分の思考上の誤りで健康を損なう前に芽を摘むことができます。さらに建設的な思考のスキルを身につけることによって，世界中のどんなポジティブ思考でも隠蔽できず立ち直ることができない挫折からでもすぐに回復することができるようになります。次の章のステップ5では，あなたのIBSにとって手助けとなる多くの異なるタイプの建設的な思考方法についてみていきます。

思考を捉える

これまでで，思考法を変えることで誤った思考を忘れ修正できるということは，ある程度理解できたと思います。そこで次に，自分が抱いている思考の種類・パターンに注意を向けましょう。つまり，ネガティブ思考を変える前に，まずそれが何であるかを認識する必要があります。最初はネガティブ思考を捉えることは1つの挑戦と思えるかもしれません。自分の思考を捉えることが難しいからといって，あなたが思考をしていないとか，思考があなたの反応に影響していないというわけではありません。むしろ捉えていないのは，その能力が足りないからであって，ネガティブ思考が生じたらすぐさまそれを捉えられるように自分の反応時間を短くする努力が必要だということです。

「思考を捉えること」は重要なスキルです。なぜならそれは，IBSの症状を悪化させる恐れのある身体的反応を軽減させるもう1つの方策になるからです。ちょうどあなたが身体的な緊張があるかどうか自身の身体をモニターするように，ネガティブな心のつぶやきによって生じる精神的な緊張があるかどうか心をモニターすることができます。

思考を捉えるためのいくつかの方法があります。その一つは，ステップ1でおこなったように，「日常のストレスワークシート」を使ってモニターすることです。168頁に白紙の「日常のストレスワークシート」があります。

次に，どうやって思考を追跡するのでしょうか？　胃の痛みなどのIBSの兆候と症状に気づいた時，自分の心の裏で起こっているあらゆる思考に注意を傾けてください。IBSの症状が起こっていない状況でも，心を常によぎる思考を覗いてみることができます。ある状況であなたが抱く思考を捉える方法の一つは「この状況で何と自分に呟いているのか？　あるいは何を想像している？」「ここで何が起こると考えているのだろうか？」などのような問いかけをすることです。目的は，具体的な思考を特定することです。ある状況について抱く特定の予測や期待に関して，自分がどのように考えているかを明らかにするというのは，ちょうど有望な鉱脈を掘り当てるようなものです。

もし自分の思考が一般的すぎるようなら「では，何が起こると予期しているのだろう？」と単純に自分に問いかけて，より具体的な思考を捉えるようにしてみましょう。例えば，ひどい吹雪に巻き込まれた人は「雪の中をドライブするのは心配だわ！」と自分につぶやき，心配になっていることに気づくでしょう。しかし，この思考はあまり具体的ではありません。なぜなら，運転する上での不安を引き起こす自分が恐ろしいと感じる根拠あるいは予測が，十分捉えきれていないからです。「じゃあ，何なのかしら？」

と自分に聞くことで，自分を不安にさせるより具体的な予測を特定し，思考全体をとことん考えることができるようになります。つまり「雪の中をドライブしたら車をコントロールできず事故を起こしてしまうのではないかしら，と心配だわ」といった予測です。言い換えれば，状況を恐ろしくしているのは雪の中をドライブしている時事故にあってしまうという心配（予測）なのです。

感情でなく思考に焦点を当てる

あなたの思考を捉えるときに思考と感情とを区別することが重要です。言い換えれば，何かが起きることを心配し，自分の思考パターンを変えたいと思うのであれば，その何かが起きた時に自分がどう感じるかということに焦点を当ててはいけないということです。むしろ，その状況が引き起こす予測や期待に焦点を当てましょう。例をあげてみましょう。あなたがスピーチをするのが大変苦手だといつも思っているとしましょう。そのことを考える時のパターンを追跡したいと思ったとします。スピーチをすることを考える時に，何が最初に思い浮かびますか？　もし「ドキドキします」と答えるのであれば，それは正しいかもしれませんが，それは思考ではなく感情なのです。スピーチをすることについての自分の考え方を変えることができれば，ドキドキするということも起きないかもしれません。ドキドキさせるのはスピーチの何か，を見つける必要があります。ある特定の状況における思考のパターンが分かれば，その状況でなぜ緊張するのかその理由について，良いヒントを得ることができるのです。スピーチの間，なぜドキドキすると思いますか？

もう少し深く考えてみれば，スピーチで間違ったことを言ったり，ついとちって観衆があなたの言っていることを理解できないことを恐れていることに気が付きます。スピーチに不安を憶える最初のきっかけとなるのは，感情や心配なのではなく，観衆の前で恥をかいてしまうという予測や見込みなのです。

良いことを教えてあげましょう。ほとんどの人は「テストに失敗したらどうしよう」とか「何かみっともないことを言ってしまうかもしれない」といった恐ろしい考えにとらわれ，高い不安の情動を働かせる装置にスイッチを入れてしまいます。しかし，同時に多くの人は自分の不安が高すぎればそれを減らしたり止めたりする力を持っているのです。

シンプルに始める

人生は大変多くの日常的なストレスに満ちています。しかし，まず自分が困っている面倒なことについて，少し時間をとって考えてみましょう。映画の間に赤ちゃんが泣くとか，予期していなかった請求書が来るとか，髪を下手にカットされるとか，誰も知っている人が来ないパーティーに招待されるなど……些細なことであっても構いません。頭によぎる考えが反応をどのように起こすのか発見するのが大事なのです。どんな些細な状況でもその原因となりうるのです。

例えば鍵を失くした時，仕事を始めるのが遅くなってしまった時，遅くまで起きている時，パンを焦がしてしまった時，またはベビーシッターが直前に来られないとキャンセルしてきた時，どのような具体的な考えが頭によぎりましたか？　一旦つかまえれば，後から書き留めることができます。毎日の決まりきった活動でも「日常のストレスワークシート」に書かれた思考を追跡する良い材料を提供しています。例えば，毎日電子メールを開ける前にメールの件名だけを見て，重要そうに見えるメールが実は悪いニュースに違いないという結論に飛びついてしまった経験はありませんか？　これは取り越し苦労の一種で，あなたが状況にどのように反応するかを教えてくれます。

自動思考を見出すもう一つの方法は，あなたの反応を鍵として使うことです。IBSに悩む多くの人は，身体的痛みを感じたり，動揺したりする時に，状況についてとても具体的な予測，あるいは解釈をします。これらの思考は「もし…だったら…」とか「もし単に…」といった言葉で表現される，これまで述べたような心のつぶやきを作りあげてしまいます。例えば，スー にとって，胸の痛みはすぐさま「心臓発作だったらどうしよう？」という自動思考を引き起こします。もしスーが胸の痛みから心臓発作が起こっているという結論を導き出すことができるのであれば，即座に浮かぶようにみえる恐ろしい考えであっても，背後にある自分の思考をつかまえることができるはずです。

一旦ネガティブな考えを捉えられれば，その影響の大きさを判断し，考えが事実にあうかどうか吟味することができます。心配事は事実に基づいているとは限らないのです。もし目の前にある事実があなたの考えと整合的でなければ，代わりに別の考え方をすることによって，反応を鎮めることができます。例えば，IBSに悩む多くの人たちは，便意を急に感じた時にトイレに間に合わないのではないかと心配します。これは誰にとっても不愉快な心配です。しかしどうして腸のコントロールを失ってしまうと確信できるのでしょうか。

トイレに間に合わないことは起こり得ますが，ほとんどの場合，便意を感じた人はトイレに間に合うのです。あなたがトイレに間に合った回数と間に合わなかった回数とを比べても，たぶん比較にはならないでしょう。この根拠を確かめれば，トイレに間に合わないと最初に感じたのが不確実なこととわかるでしょう。

過去に突然便意を感じたことが何回ありましたか？　考えてみてください。トイレにたどりつく前に，腸のコントロールを失うと考えたことは何回ありますか？　考えてみてください。無事にトイレに間に合ったことが何回ありますか？　あなたが便意を感じてトイレに間に合った回数を吟味すれば，トイレに間に合わないという可能性は少ないということがわかるでしょう。あなたが最初に推定したよりもはるかに低いはずです。こうした根拠を確かめることによって，腸の反応が引き起こされる前に，ネガティブな心のつぶやきとそれが産み出す緊張を鎮めることができるようになります。

次のステップでは，思考が反応を引き起こしてしまう前に，出来事に対して現実的に反応できるような建設的な思考法を学びましょう。この学習過程は，他の思考法を学ぶのと大きな違いはありません。小学校3年生が2×3の掛け算を学ぶ時には，指で数えることもあるでしょう。一方大人は掛け算を自動的にできます。建設的思考の習慣も，ちょうど掛け算と同じように自動的にできるようになります。

ステップ4　やることリスト

□「日常のストレス・ワークシート」を使ってIBSに関連した状況と反応をモニターし続けましょう。特にIBSの症状や他の困難な状況の前・途中・後の瞬間瞬間の思考に注意して，これらの思考を詳しく3番目の欄に記入してください。

□ 一日を通して，数を数えながら行う短いリラックス，数唱法（50〜51頁）を練習してください。緊張を感じ始めたら，ストレスを手がかりとして，ゆっくりとした，スムースな深い呼吸に集中してください。「リラックスワークシート」を使用して，自分の進歩を追跡し，確認しましょう。

ステップ5
建設的に考えることを身につける

ある日，ダニエルは，高速道路を運転していた時に突然，胃が締めつけられるのを感じました。「この痛みは何だろう？」と自問しパニックになりました。「何か悪い病気かしら？ 胃潰瘍？ それとも胃ガン？ これまで何回か具合が悪くなったことはあるけれど，こんな症状は初めてだわ」。医師の診断が得られない間，彼女はどんな病気だろうかと毎日心配しました。心配は心配だけに留まらず，腹部の症状につながります。トイレから出て来た時，ようやく彼女はもっと物事をきちんと考えはじめないといけないということに気付きました。このように不安が高まることが多分症状を悪化させているに違いない！

ダニエルは自分の「思考」がIBSの症状に重要な役割を果たしていることを理解し始めました。症状が出はじめるやいなや，一瞬にして心はありとあらゆる方向に飛躍してしまい，時間が経つにつれて気が狂いそうになります。思考をコントロールすることはすぐにできなくなり，刻々と症状は悪化します。症状を心配すればするほど症状が悪化していくことは明らかでした。

ステップ4において，自分の思考が消化器の働きに果たす役割について明確に意識する方法を学びました。強いストレス下にあると，最初に頭に浮かぶ考えは，しばしば極端なものになり，逆に正確さや有用さが欠けたものになります。これまでのステップでネガティブ思考を具体的に特定する方法を身に付けていれば，このステップの目標である「より有用な思考にネガティブ思考を置き換えること」がスムースにできるようになります。

より建設的に考えることを身につけるには忍耐と訓練を要します。それはちょうど，自転車に乗ったり，車を運転したり，アイススケートを習ったりといった他のスキルを学ぶのと一緒です。しかしある意味では，考え方を変えることは他の技術を身につけるよりも易しいことです。実際以上に出来事を恐ろしく抗い難いと信じてしまう罠に陥るのは，２つの特徴的な思考の過ちのせいであることが判っているからです。それは次の２つです。

- 結論への飛躍

- 物事を大げさに考えること（破局的推論）

ステップ5ではダニエルが考えたような結論へ飛躍する傾向に，どのように対処すればよいのかを学べます。次のステップ6では「物事を大げさに考えること（破局的推論）」への対処を学べます。

結論への飛躍はないか

何か悪いこと，あるいは不愉快なことが起きる可能性を過大評価する場合，実際の確率が不確かであったり低かったりしても，人は結論に飛びついてしまいます。別の言い方をすれば「最悪の事態を考える」ということです。これはごく一般的な思考形態です。それがまさにダニエルに起こったことです。彼女には，胃の痛みはガンに違いないと考えるような，誤った結論に飛びついてしまう傾向があります。もちろん，IBS の症状が突発する場合，毎回それが，その人の食べたもの，考えたこと，感じたことに簡単に原因として結び付けられるわけではありません。場合によって，明らかな引き金がなくても単に憂鬱な気分から生じることも考えられます。こういう状況においては，症状が悪化したり，コントロールを失う悪循環に陥ったりしないように，自分の反応を抑えることが目標になります。

誰にでも明らかなことですが，悪い事が起こりそうだと考えると，人はより不安を感じます。そして，結論に飛びついてしまうと，今度は緊張が増し，腸の反応が悪化してしまうのです。ダニエルの例を見ればわかるように，たとえ難しい対処を求められる状況にあっても，腸の症状（あるいは他の問題）への反応は，最初に頭に浮かぶ可能性のある多くの考えの一つにすぎないのです。ほとんどの場合，同じ問題についても見方はいろいろありうるものです。人より先に回答を思いつくことが目的のクイズ番組のように人生を捉える必要はありません！ 目的は「正しい」答えを出すことです。そのためには，その状況について可能な解釈をすべて考えなければいけません。

極端な思考は極端な反応をもたらしますから，逆に物事を見る別の考え方はないかと探すことによって自分の反応の程度を引き下げることができます。別の考えを探るということは，バラ色のめがねを通して人生を見るということでも，ポジティブ思考でネガティブ思考を打ち消す（多くの場合，ポジティブ思考は信頼に足るものではありません）ということでもありません。別の考えを探るということは一つの物事について別の見方はないかを考えることです。

自分に向かって次のように言っているとすれば，「結論への飛躍」という過ちを犯していると考えられます。

- もしイヤと言えば，彼女は腹を立てるだろう。
- 胃の具合は，少しもよくならないだろう。
- もし上司に休暇をくださいといっても，ダメといわれるだろう。
- 私はクラスで最低の人間だ。

- 夫が仕事から家に帰ってくるのが遅いと，事故に遭ったに違いないと思う。
- これでは何もかも台無しになる。
- パーティーでは，みんな私よりも綺麗に見える。
- 何をすべきなのかわからない。
- 友人が電話を返してこないところをみると，きっと怒っているに違いない。
- きっと自分にはできないだろう。

考えたことの証拠を1つ1つ確かめる

人は事態の結果が不確実である，あるいは自分が望むより確実性が低いと，結論へと飛躍しがちです。例えば，ジムは，本社で，新しい販売チームの計画の概要を10分間で説明しなければならないのですが，人前で話すのが苦手です。発表がうまくいかないだろうと心配している時には，基本的に失敗の確率は100％と想定してしまうのが常です。

確かに失敗する可能性はあります。しかし，それは考えられる結果の一つにすぎません。うまくやり終える可能性も同様にあるのではないでしょうか。あるいは，少なくともまあまあの線でやれるかもしれません。彼は失敗するだろうと想定して，少なくとも同様に起こりそうな他の結果を考えていないのです。

簡単な4段階の方法で，役に立たない考えを変えることができます。

1．役に立たない考えを具体的に特定しなさい。
2．最初に予想した事態の起こる確率を予測しなさい。
3．役に立たない考えの証拠を吟味しなさい。
4．その結果に基づき2の予測をやりなおしなさい。

自分の考えを特定する　役に立たない考えを克服するには，困難な状況で頭に浮かんでくる役に立たない考えを具体的に特定する必要があります。自分の考えを特定するのは，動きが速すぎてなかなかハエが叩けないのに似て，難しいことと思うかもしれません。もしそうなら胃の不快感，肩こり，歯の食いしばりなどの身体の変化を手掛かりにして，自分の心の中のちょっとした変化を見逃さないようにしましょう。そうすれば，不安といった情動に気づくことができます。

こうした感じ方や情動に気づいた時，「今，一体，何を考えているのか？」「何が起こると予想しているのだろうか？」と自問してください。もし不安にかられているなら，あなたは最悪の事態を予測している可能性が高いと判断されます。これらを自問することで，身体反応につながる役に立たない考えを明らかにすることができるでしょう。

状況のタイプもまた，考えを特定する手がかりになるでしょう。高速道路にスピード違反者をつかまえるネズミ捕りがあるように，強いストレスのある状況においては，しばしば，脳の動きが速すぎて思考上の誤りを発生させる「思考上の罠」が生じ，それが思考上のスピード違反を犯したあなたを捕らえます。不確かで，新しく，予測できない状況において，脳は事実をすばやく飛び越えて結論へと飛躍します。これこそが思考上の罠の仕業の良い例なのです。

結論への飛躍は，最も破局的な結果に至ります。あなたは，自分ではコントロールできない状況に対処する方法がないかとあれこれ考えていませんか？　人は誰でも状況をコントロールしたいものです。未知なことに対しては，自分は無防備だ，無力だと感じます。人生の不確実性に相対した時，それを心配することが唯一の選択肢であるように振舞うのです。それは，まるで，既に起こったか，あるいは起こると想像できる状況について実際にできることは何もなくても，心配だけは少なくともできるとバカな考えを起こすようなものです。これは，水中でもがくように脳が特有のやり方で心配と悪戦苦闘している状態といえます。どこかにたどり着くことはできないが，少なくとも何かをしている気にだけはさせてくれるのです。問題は，不確実性に反応して心配が起きても何の役にも立たず，むしろ問題を引き起こす原因となるということです。

特定の状況でそれぞれ起こりやすい心配には次のようなものがあります。

- 家族（夫の出張，子どもの夜泣き）
- 人前での実演／人からの評価（テストを受ける，スピーチをする，インタビューを受ける）
- 仕事（締め切りに追われる，新しい責任を持たされる）
- 日々のわずらわしい雑用（来客，洗濯，外出）
- 金銭的問題（現在または将来の出費）
- 健康上の問題（自分または家族の）

どういった状況であなたは間違いを犯すでしょうか。メモ用紙にあなたが思いついたことを書き出しましょう。それを「日常のストレスワークシート」に書きこんだ状況と照らし合わせてみてください。こうした方法を通じ，「思考上の罠」に捕らわれるようなリスクの高い状況がどういう場合かを特定できれば，IBSの悪循環に陥るのを防ぐための計画を立て，次のステップに進むことができるのです。

最初のうち，症状が出る前に心の中でどういう動きが生じているのか自分なりに気づくのが難しいと感じる場合は，まず「私は～が心配だ」という文章を思い出し，次に「私が心配なのは，うまくレポートをまとめることだ」のようにそれに答えて言葉にしてみてください。「私は～が心配だ」という自問自答方式により，今後起こることへの予測あるいは期待に相当するあなた特有の自動思考を引き出すことが可能になります。

最初に予想した事態の起こる確率（オッズ）を計算する　自分に症状を起こさせるかもしれない自動思考が何であるかが捉えられるようになったら，次のステップは予想されるネガティブな出来事が起きる確率を計算してみることです。ほとんどの場合，最初のうち，心配の内容に関わらず100％の確率で起こる，と人は想定するものです。

例えば，指導教員から呼び出されたと想定してみてください。もし，あなたが「先生は，私のバートランド・ラッセル（哲学者）についてのレポートが気に食わないのだ。

どうしよう」と思うなら，あなたは呼び出された理由について非常に特定の明確な予測を立てていることになります。しかし，このように最初から明確になっていることはまれです。指導教員があなたと会って何をいいたいのか分からないというのが現実です。指導教員が呼び出した理由は別の説明が可能かもしれません。しかし，あなたは最悪のシナリオに飛びついてしまいます。あなたは自分の勘は100％間違いないとしていませんか？

結論へ飛躍することで物事の不確実性は減らせるかもしれませんが，その代わりにあなたの不安水準は高くなってしまうのです。思い出してください。極端な信念は極端な反応の原因となります。そのため，ある事態が起こる可能性が確実であると考えれば考えるほど，あなたの感じる緊張は高まることになります。あなたの思考は－現実ではなく－単なる憶測にすぎないということを知ることは，自分の症状をコントロールするための最も大切なスキルの一つであると言うことができます。

証拠を吟味する　もしも何かが，望もうと望むまいと，絶対に起こるであろうと予測して心配するならば，あなたはその心配事が起こることを支持する証拠を集めることができるはずです。もしも予測を支持する証拠がないのなら，その予測が事実になることはほとんど考えられません。例えば，スーの例を示してみます。彼女は母親の75歳の誕生パーティーの準備をしている時に，胃がきりきりと痛くなりました。彼女の症状が起こった時の引き金となった自動思考は「あーまただわ。全て台無しになってしまうわ。お客さんが来る前に，準備は間に合わないに決まっている」でした。これは，自動的に頭に浮かんできてしまう思考が，未来の出来事についての予測をしばしばいかに事実かのように粉飾してしまうかという良い例です。スーはパーティーがどのような展開となるのかはわからないにしても，胃の症状がパーティーを駄目にするだろうということは確信しています。太陽が一日の終わりには必ず沈む科学的事実と同じように確信しているのです。

自動思考を個々に分解することであなたは自動思考に挑戦することができます。心配事を支持する証拠は何でしょうか。逆に心配事を打ち消す証拠は何でしょうか。心配事を裏付ける情報に注目するのはそれほど難しくない場合が多いので，必ず支持する証拠と打ち消す証拠をさがしてみてください。自動思考に負けない秘訣は，自分の心配事に関する思考や予測はもしかしたら間違っているのではないかと再考する何らかの情報がないか考える習慣を身につけることです。人は心配するときには，一つのネガティブな可能性に焦点を当ててしまい，少なくとも同じような確率で起こる他の可能性を無視してしまうものです。このことがネガティブ思考を克服するのを困難にしているのです。

目標は，あなたが手に入れることのできる全ての証拠を探し出し，全ての方向から見るようにすることなのです。そのためには自分にいくつかの基本的質問をしてみることが大切です。

- この信念を支持している証拠はなにか？

- この信念を打ち消す証拠はなにか？
- 今現在，自分が証拠を持っているとして，ネガティブな結果が間違いなく起こると想定するのは合理的か？
- 出来事について何か別の考え方はできないのだろうか？

どの程度ネガティブな出来事が起こりそうか結論を出す前に，全ての関連する事実を調べることが大切なのです。一歩離れてみて，感情的でない客観的な観察者として状況を分析するように努めてください。

確率を最新の情報に照らして計算しなおす　最初の考えを支持する証拠を集めたら，次に，集めた証拠を前提にネガティブな出来事が実際に起こる確率を検討する必要があります。言い換えると，客観的に考えてみることです。このステップにより，一層建設的な思考法を身につけることができます。より客観的に考えることができるようになり，最悪の事を考えるといういつもの癖から脱することができます。なぜなら，極端な信念は極端な反応をもたらすものですが，あなたが思い巡らしている対象を変えることにより，物事をネガティブに考える度合いが低くなり，胃腸の症状の増悪を抑えることができるようになるからです。

さあ今度はあなたの番です

78 頁に「日常の思考ワークシート」の記入例を示してあります（空白のシートは 170 頁にあります）。このワークシートに記入することで，自分の考えを確認し，より一層建設的に眺めることができるようになります。シートには 5 つの欄があります。

1．⑴の欄には，腹部症状または他のネガティブな反応（葛藤，緊張する状況，ストレス）を経験した状況について簡潔に記述します。こうした引き金は，内的なもの（身体症状）であったり，外的なもの（ライフイベント等）であったりします。
2．⑵の欄には，1 番目の欄で確認された状況が引き金となって生じた，特定の心配事や考えを記録します。あなたの考えはほとんど自動的に浮かぶので，最初のうちは書き出すのに苦労すると思います。思い出してください。心配とは，ある特異的な状況において起こるとあなたが予測したり期待したりしていることの表われなのです。自分が予測している内容を明らかにしやすくするために，次のように自問してください。「この出来事の何が私を心配させ悩ますのだろうか」または「私は甲という状況において，乙が起こり，……となることを心配している」。
3．⑶の欄には，あなたが心配している「ネガティブな出来事が起こると最初に思った確率」を書いてください。評価の幅は「0 %（起こらない）」から「100 %（確実に起こるであろう）」とし，起こる可能性が不確実な出来事には「50 %」を付けます。心配とは将来の出来事についての予測や期待であるため，現に心配がある状況で最初に思う確率は通常は高く，100 %に近くになります。

4．(4)の欄には，心配する出来事が起こるということをどのような証拠に基づき認識したかを記録しましょう。自分の考えを支持する，あるいは打ち消す証拠は何でしょうか。思い出してください。あなたは自分の考えを事実だと認め3番目の欄に当初の確率を記入したのですから，証拠が見つかるはずです。もし証拠が見つからないなら，あなたの考えたことは実際には現実にはならず，別の考え方を自由に選択できるはずです。

5．こうした一連の作業を通じ，(5)の欄には，ネガティブな出来事が起こるかもしれないと最初に思った確率を見直して，現実的な数字を記入したくなるはずです。今になって思えば「最初になんであんなに心配したのか私には分からない」ということなら，そう言っても構いません。

現在の一瞬に集中する

モニタリングを始めて1週間で，多くの人は，いかに自分が，遠い将来にしか起こりえない事ばかりあれこれ考えていたのかに気付かされます。人は過去について思いをめぐらし将来についてさまざまな計画を立てることに人生のあまりに多くの時間を費やしてしまうため，現在，ここで何が起こっているかを見落としてしまいがちです。

高速道路を運転している時のことを思い浮かべてください―どこに注意を向けていますか。私たちは皆同様に道路への十分な注意を向けているので事故に遭わないのです。そしてその注意のかなりを，どこから来てどこへ行くのかに向ける，言い換えれば過去と未来に向けていて，現在に対してではありません。人は自動操縦で人生を送っているようなものです。現在，自分が何を考え，感じ，行なっているか実際には自覚していないことが多いのです。そのため，人生をフルに生き，あらゆる局面を意識的に受けるとめることは難しく，むしろ状況に自動的に反応することになりがちです。

ぼんやりしているときには，身体と心の同期にずれが生じやすくなります。思い出してください。それがまさにIBSの症状が起きたその時なのです。今に目を向けることは，脳と腸があたかも二人用自転車のように連携して働き続け，症状が出るのを食い止めるのに役立ちます。

心がぼんやりするのを防ぐ一つの方法は，あなたの注意力を「今まさにこの時に」，何が起こっているかに向けることです。過去と未来について一切考えることなく，ある特定の瞬間に自分が何を行なっているかに全神経を集中できるとすれば，それは一つのスキルです。現在の一瞬に注意を集中することは，分析したり，評価したり，そもそもの意味を詮索したりすることなしに，人生があるべき姿で展開する自然な感覚を味わうことを意味します。あなたの注意を，今，ここに集中してください。現在に留まるスキルを身につけようと思ったら，今，まさに起こっていることと，過去と未来に思いめぐらせたあなたの頭の中だけに存在するものとの違いに目を向けることが大切です。未来がどのように展開するのかは誰も知りません。未知であるというだけで私たちはみな，

日常の思考ワークシート

ネガティブな出来事が起こると最初に思った確率

0　10　20　30　40　50　60　70　80　90　100　%

起こるはずはないだろう　不明　確実に起こるだろう

事態または状況 (1)	特異的心配または ネガティブ思考 (2)	ネガティブな出来事が起こると最初に思った確率は? (3)	証拠は何か?なぜそう思ったか?何か別の考え方はできないか? (4)	実際に起こる確率は? (5)
薬局での仕事を休み，休暇を取ることを考えている。	大丈夫だろうか? そんなことをすべきではないのではと心配している。	100 %	・私は実際，何が起ころうとしているのか分からない。 ・多分私は最高の解決策ではなく完璧な解決策を探している ・私は仕事を続けることができ，学校にもフルでなく週20時間位行けるだろう。 ・最終ライン：私はこんなことをしてはいけないという根拠は見出せない。	0〜50 %
私の弟が強い頭痛を訴えている	彼に脳腫瘍が無いか心配だ(母親と同じように)	100 %	実際のところ私は彼の問題が何かは知らない 私たちが出来ることは医師の診断を待つことだ	0 〜10 %

不安を感じます。明日についていくら心配したところで，将来の確実性が増すわけでも将来の不安に耐えるのが容易になるわけでもありません。逆に，現在に注意を向けることで，一つの物事から他のことへ飛躍したくなる衝動から自らを解き放す余裕が生まれることになります。現在に留まり，自分を解き放つことによって，コントロール可能なものをコントロールすることに集中し，心配な思いが引き起こすさまざまな心理的混乱を取り除き，今このときの自分自身に関心を向けることが可能となります。

問題となる思考を他人の目で見てみる

他に別の考え方はないかと探す一つの方法は，自分の状況を他人の視点から見てみることです。この方法は役割交替または視点移動と呼ばれています。スーのことを考えてみましょう。彼女は母親の75歳の誕生パーティーに呼んだ客のために準備している時に胃の具合が悪くなりました。好ましくない体の感覚は，「またかー，まいったわ。これですべて台無しだわ。今からお客さんが来るまでに準備を終わらせるなんてとても無理よ」という自動思考の引き金となりました。

彼女は結論に飛躍することなく，また物事を完了できないと思い込んでしまう代わりに，「もし私の親友がそんな弱音を吐いていたら，私は彼女にどんなアドバイスをするだろうか」と自問したのでした。最もありそうなのは，スーが友達をなだめるために例えばこんなことを言うことでしょう。「気ばかりあせっても何の役にも立たないわ。準備をするのにまだ時間は十分にあるわ。もしも間に合あいそうもなくなったなら，いつだって誰かに助けてちょうだいと言えばいいじゃない。きっとうまくいくでしょう。いつもうまくいっているんだもの」。

他の考え方ができないかと自問することは，特にIBSの人には有効な練習になります。なぜなら，IBSの人は他の人よりも自己を厳しく非難する傾向にあるからです。そのように不合理なまでに自分を責める根っこには，物事に対しただ一つの見方で凝り固まって（ロックインして）しまう傾向，癖というものがあります。感情が高ぶると私たちの考え方はこんな具合になりやすいのです。

別の視点に移動することにより，状況に接近する別の方法を思いつくことが容易になり，よりクリアに物事が考えられるようになります。極端な思考は極端な反応を引き起こしますから，マイナス思考のひとり言は強い反応を生み出します。しかし，別の考え方を探すことでそれを和らげることができまるのです。

おそらく，あなたが考えているほど，別の考え方を探すのは難しいことではありません。まず，あなたが友達にアドバイスすることを想像してみてください。友達は大切な試験に失敗してしまったと心配しているとすれば，いつでも自分に電話して相談するように言いましょう。友人がアドバイスを求めていることは明らかです。あなたは，多分素直に「そうね。あなたは本当におバカさんだから，きっと成績もさんざんでしょう」とは言わないでしょう。そのかわり，あなたは，おそらく，成績について別の考え方をするように友達に勧めるでしょう。また，試験の後に神経質になるのは極めて正常であり，成績は自分が思うほどきっと悪くはないと言うでしょう。さらに，今更試験の成績をどうこうできるわけでもなく，ほっておくしかないと言うでしょう。これは大変いい助言です。もしこの助言であなたの友人を十分慰めることできるとすれば，あなた自身にとっても同様に従う意味のあるいい助言であるはずです。

視点を移動させる能力は，思考する上での重要なスキルです。人はそれぞれ独特なやり方で自分の周囲に関する情報を加工するものですが，その加工作業はその人の気分に大きく影響されるからです。あなたが幸せな時には，あなたの判断はよりポジティブなものになります。他人がより親しく好ましく見え，関係はより満足できるものに感じられます。逆に気分が悪い時には，人生の最もネガティブな部分に焦点を当てるようになります。追い詰められている，悲しい，緊張を感じるというときは，一番悪いことが起きそうだと悲観的に世界を見てしまいがちです。いうまでもなく，光のないところでは最も明るい色も暗く見えるのです。立ち位置を変えるとあなたの思考が明るく照らしだされ，物事がより明瞭に見えるようになるのです。

一歩離れた位置から物事をより客観的に見ることによって，より冷静な視点から自分の反応について考えることができるようになります。視点を移動させるのに役立つ質問を挙げておきます。

- 友人が私と同じ状況にいて，私に助言を求めてきたなら，私は友人にどんな助言ができるだろうか。
- 私が思っているのと同じことを考えている友人がいたら，私は彼に何というだろうか。

ステップ５　やることリスト

□ 最悪の事態を考えていないか，あるいは結論へ飛躍しているところがないかという点に注意し，あなたの思考を記録する練習をしてください。ネガティブ思考をコントロールする能力をは高めるために，ネガティブ思考が身体的，情緒的反応の引き金となった直後にその内容をきちんと認識する練習をしましょう。

□「日常の思考ワークシート」を用いて，５つの状況について建設的に考えるための５つのステップを一つ一つ段階を踏んで行っていく練習をしましょう。

□「IBS 日誌」を付け続けましょう。

ステップ6
困難から立ち直る

ベンは活動的な23歳の男性で，法科大学を主席で卒業したばかりです。彼は弁護士になろうという目標を立てていました。デンバー市で最も名の通った法律事務所から面接の機会を得て喜んでいました。面接は予想以上にうまくいきました。周到な準備をしましたし，質問もうまく捌けましたし，最も愛想がなくぶっきらぼうな上級弁護士ともうまくやっていけそうだと思えました。ところが，不幸なことに面接が終わろうとした時に事態は良い方向から悪い方向へ向かいました。ベンが立ち上がって握手をした時にブリーフケースがコーヒーカップにひっかかってしまい，コーヒーを自分の願書の上にぶちまけてしまいました。彼がカップを拾おうと手を伸ばした時に大きなおならが出てしまいました。ベンは机の下に隠れたくなりました。「なんてことだ！　就職はおじゃんだ。こんな恥，忘れるなんて不可能だ。面接者はなんて馬鹿な奴だと思うだろう」と考えました。

ベンが経験したほど極端な状況は考えにくく，恥ずかしい体験といってももっとましな状況であることが多いと思います。ベンのケースをこれほどストレスが多い厳しい状況にしているのは，ベンが起こったことを全くコントロールできていないからです。コーヒーカップをひっくり返したしまった以上，起こったことは変えようもありません。

この章では，コントロールできない状況から生じる困難からいかに立ち直るかということを学びます。困難に立ち向かう方法を学ぶには，まず以下のことを理解する必要があります。すなわち，物事が悪い方向に向かった時，最初にとる反応によって，大げさに騒ぎ立て，ささいなことを大惨事にしてしまうことがよくあるということです。一旦大惨事だと思ってしまうと，実際に起きていることがいかに悪いことかという点にばかり気が行ってしまいがちになります。ストレスの多い状況下では，人はその悪い状況が大きなコストとひどい結果をもたらすのではないかとあれこれ考えてしまう傾向があります。ベンのケースでは，他に人が彼のことをどう考えるか，その結果，面接試験にどんな悪影響が生じるかという点にばかり注意が向かって，ささいなことを大惨事にしてしまったと考えられます。しかし，物事を大げさに捉えてしまうと，今起こっているネガティブな出来事の結果が，悲惨で，自分ではどうしようもなく，耐え難いものであると考えてしまうことがよくあります。しかし，後になってみると実際の結果はそれほど深刻でないことが分かるのですが……。大げさに騒いでしまうと，人生の最も困難な挑戦に直面したときにそれに打ち勝つ能力を見失ってしまうのです。それどころか逆に，事態がいかに悪いかということばかりが気になってしまいます。大げさに捉えるという思考上の失敗は，結論にすぐ飛びついてしまうという前章までに触れた状況と同様，人を不安にさせるものです。

あなたは，何回，次のような言葉を発したことがありますか？

- もうこのことは一生乗り越えられないだろう。
- これで全てがおしまいだ。
- とてもがまんできない。
- どうにもならない。
- X，Y，Zといった状況を決して直視できない。
- こりゃ，ひどい。
- もうこれ以上がまんできない。

自分自身で大げさに捉えてしまうと，心の中で「こりゃ　ひどい」というテープが回ってしまい，あなたの持っている本当の対処能力をうまく引き出せなくなってしまいます。なぜなら，人はしばしば，悪い出来事への自分の対処能力を事態の悪さの程度と比較して計ってしまうからです。こういう状態になると，あなたは自分自身を安売りする，すなわち自分の人生を自ら切り開いていく能力を過小評価してしまうのです。ある状況について自分がどのように感じるかということとその状況にいかにうまく対処していくかということとは，ほとんど関係がないということを肝に銘じる必要があります。多くのIBSの人は，動揺して我を失ってしまうような問題が生じた時にそれに対処する自分の能力に日頃から疑問を持っています。しかし，このような疑問は，事実に基づくものではなく，悪い出来事が引き起こす苦痛の大きさに応じて生じるのです。

問題は，悪い出来事が引き金となって生じる感情は，あなたがいかに対処できるかということに関しては何ら意味のある指標とはならないということです。あなたは，動揺している場合であっても問題に対処することができると思いますか？　動揺の原因は，例えば，愛する人の死，お金に関する挫折，人との絶交，幼少時のトラウマ，失業，友人の急病などです。こうした出来事は間違いなく本当の動揺につながります。しかし，困難な事態で自分が実際にどう振舞ったかを思い出してください。多分，これまでストレスの多いさまざまな人生の出来事に自分が対処できてきたことに気付くでしょう。言い換えると，事態に対処する能力は，そうした事態が引き金となって生じた苦痛と一対一で対応するわけではないということです。なぜなら，人生が与えた試練に対処する能力は，あくまであなたがこれまで身に付けてきたスキルに基づくものであり，困難な事態に対する感情で左右されるものではないからです。挫折は克服可能であると知り，この第6ステップで学ぶ挫折から立ち直るための思考上のスキルを用いることによって，酸素を吸い込んだ時のように人生を活力のあるものにすることができるのです。

逆境に対処することを学ぶことは，ささいなことを大惨事にしないで済ますための鍵となるスキルを持つことになります。例えば，あなたが猛吹雪の中にいると仮定してください。玄関に至る階段から玄関まで全て雪で埋まっています。あなたはいらいらすると思います。しかし，その場に倒れこむのではなく，自分にこう言ってあげましょう。「この吹雪はひどいけれど，雪に立ち向かえないことは決してない」。そしてスコップを取り出し，玄関までの道の雪かきをし，ラジオで最新の警報を聞いて，水道が凍結しないように蛇口から少し水を垂らすようにしておくことでしょう。状況がどんなに悪くても，あなたは自分にできる最善の処置を行うでしょう。あなたが吹雪を耐える能力は吹雪のひどさと関係ありませんし，吹雪の程度と，もたらされる感情によってあなたの処理能力が失われることはありません。

事実を正しく捉える

大げさに騒ぎ立ててしまうという傾向を改める最もよい方法は，事実を正しく捉える癖を身につけることです。すなわち，ネガティブな出来事で最悪の結果が生じたとしても，最初に考えたほどどうにも対応のしようがないことではないと気付くことです。率直に言って，人生最悪の出来事など滅多に起こるものではないのです。人はほとんどどんなことでもある程度はそれに耐えることができるのです。

もし何が起こる可能性があるかという発想ではなく，何が起こる可能性が高いかという発想に立ち，それに役立つ証拠に基づいて推論することができれば，自分の心配に関する情報を手に入れるのはもっとずっと簡単になるでしょう。私たちは，常日頃，出来事が起こる可能性があるということと，起こる可能性が高いということを区別しています。例えば，明日の朝，風呂場で石鹸を踏みつけて転んで頭を打つ可能性は確かにあります。店に行く途中で他の車と衝突するという可能性も確かに存在します。こうした出来事は起こる可能性があるかと問われれば，答えはイエスです。しかし，起こる可能性が高いですかという質問にはノーが正解となります。

ある出来事が起こる可能性があるという考えが頭に浮かんでも，風呂に入るのをやめたり，店に買い物に行くのをやめたりはしないでしょう。あなたは毎日，起こる可能性のある出来事と起こる可能性が高い出来事を区別して自分の行動をコントロールしています。自分の不安をコントロールしていきたいと考えるのであれば，この違いを十分に理解することができるかどうかが極めて重要なポイントになります。幸いにして，不安をコントロールするのに改めて新しいスキルを身につける必要はありません。なぜなら，あなたが既に日常的にやっている区別の習慣に一層磨きをかけるだけなのですから。

自分の腸をコントロールできなくなること，仕事の前にタイヤがパンクすること，渋滞に巻き込まれること，小銭入れを置き忘れること，飛行機に乗り遅れることなどの出来事は，いずれもストレスの原因として了解可能です。しかし，結局これらの事態を何とか切り抜け最終的には窮地を脱することはできるはずです。このことを考えれば，起こってしまった挫折に耐える能力を養うことによって，プレッシャーがあるとついつい動揺して自分を見失ってしまうという自分の弱さを感じないで済むだけでなく，どんな困難が明日降りかかろうとも何とか生き抜いていく自信を深めることができるのです。

もちろん，生き抜くことができたからといって，ストレスの多い状況によって動揺しなくなるというわけではありません。私たちは人間であり，ロボットではないのです！不安，心配，体の痛み，突発的なお腹の症状などは決して楽しいことではありません。しかし，全ては人生の一部なのです。生き抜くということは，過去に幾度となく困難を乗り切ってきた，そしてまた将来も何度も乗り切っていくであろうということを知ることです。どんなことがあっても立ち直ることができると知ることです。お腹の不快感や腹痛をこれからも経験していくでしょうが，それに対処することはできるのです。

大げさに捉える状態に陥らない方法を身につける上で，非常に重要なことは，まず事実を正しくと捉えるということです。その上で，IBS とうまく付き合っていけるかどうかは，ネガティブな出来事の結果をあれこれと考えるのを止めて，困難な状況においても常に自分自身に対して適切な助言ができるようになる能力にかかっているのだと気付くことなのです。

困難という人生の波を乗り切る

悪い事態にどうにか対処していく能力は，ある程度，悪いことは永遠に続くわけではないという認識ができるかどうかにかかっています。困難に陥っているといろいろな苦痛を経験します。そうした不快な思いを乗り切っていく努力は，それらをコントロールできることを証明するために必要な長期にわたる試練なのだと受け止めましょう。実質的に，ささいなことから大惨事に至るという事態を避けるのは，サーフィンと少々似ています。波のように，困難な事態の程度はある時に最高潮を迎え，いずれ弱まります。波はドッと巻き上がります。それでもバランスを保って岸まで乗り切るといった挑戦に似ています。

出来事が起こりはじめてから頂点に達するまでの時間は状況によって変わります。しかし，最悪の出来事であったとして最終的には終わります。波に乗るサーファーのように長い間持ちこたえられれば乗り切ることに成功するでしょう。例えば，痛みと戦っている多くの人は，いかに痛みが強いのかに気が向き，悪化するのではないか，耐えられなくなるのではないかということばかりが不安になります。物事を大げさに捉えてしまうことで，逆境の波に抗してもがき，波に飲まれ流されてしまうのです。しかし，恐れおののくほどひどい結果を招く最悪のシナリオはまずないと言って過言ではありません。有効な戦略は，「波に乗る」こと，すなわち悪いことは最高潮を迎えた後は過ぎ去っていくものだと自分に言い聞かせることです。世に生起するものの常で，事態はいつかはひとりでに消散していくものです。波に乗る練習を続けている人は，「もう少しで成功するところだったのにおしかった」などと自分に言い聞かせていくことで，次第に困難な出来事を克服していくことができるようになります。ストレスの波乗りも，練習を続けることで，ストレスの多い状態がひどくなったり軽くなったりしても，バランスを失うことなくできるようになります。

物事を大げさに捉えるのを避ける

次のステップに従うことで困難な状況から立ち直る方法を身に付けましょう。

1．大げさに捉えてしまう可能性がより高くなる状況を特定する（あなたが過去に経験した問題や挫折などです）。
2．困難な事態に陥ったとき頭に浮かぶ考えを特定し，思わず出てくるひとり言を記録する。
3．物事を大げさに捉えてしまっていると思ったときにはいつでも，次の質問を用いて，新しい，より状況に適応的で合理的な思考を生み出すように努める。

- もしX（突然の腹痛など）が起こるとしたら，一体本当に何が起こるだろう？
- 現実的に考えて，Xが起こるとしたら，実際どれほど悪くなるのだろう？　以前に同じような状況を切り抜けたことはなかっただろうか？　自分は事態がどんなに悪いのかということばかりに目を向け，困難に耐えられる自分の能力のことを考えていないのではないか？
- 自分は過大にXが長く続き不快の度合いが深刻であると考えてはいないか？　日に数分程度のことならばXに対処できるのではないか？　過去にもこの程度の不快であれば，対処したり我慢したりできてきたではないか？
- 本当にひどいことが起きているのか？　ただ単に起きてほしくないことが起きているだけなのか？
- Xがいかに耐え難く，コントロールできないかという判断をするに当たり，その状況に対する自分の感情的な反応がいかに強いかという基準で行っていないか？　強い感情が起こる引き金となった状況を巧みに処理できた時のことを考えてみることはできないか？　別の言い方をすれば，自分の反応は，困難な状況にいかにうまく対応できるかどうかの本当の指標になりうるのか？
- Xが起こった時，Xをうまく処理できる人が自分の近くにいること知っているか？　自分はうまく処理できる人よりも処理が本当に下手なのか？　その違いは，困難な事態への反応の仕方だけなのではないのか？
- もしXが自分の近くにいる人の身に起こったなら，どんなアドバイスをするだろうか？
- たとえ自分の身に起こったことをコントロールできないとしても，心の中で起こったことをコントロールするためにはどうすればよいだろうか？

自分の進歩を記録する

171頁には，未記入の「大げさに捉えるのを防ぐワークシート」を挙げました。早速，欄を埋めてみましょう（記入例は次頁にあります)。このワークシートはステップ1で紹介した「日常のストレスワークシート」とほとんど同じものです。違うところは1カ所だけで，「自分自身への質問」という新しい欄が追加されています。ワークシートの質問に自問自答することは物事をよりはっきり見る助けになるはずです。そうやって自分に見えてきたことを記録するのがこのワークシートの役割です。

ステップ6　やることリスト

□「大げさに捉えるのを防ぐワークシート」を使って来週までにそのスキルを身につける練習をしましょう。
□ あなたが緊張を感じたなら，簡単な短い方法で呼吸をコントロールしてみてください。
□「IBS日誌」に腹部症状を記録するのを続けてください。

大げさに捉えるのを防ぐワークシート

状況または出来事はどんなことか	出来事が起きている間の考え	自分への質問 ・その状況は長くは続かないのではないか？ ・それはコントロールできることなのではないか？気にしないで済ますことはできるか？他の選択肢はあるか？ ・考えたことはどれくらい役に立つか？ ・胃の症状が出てもやるに値することなのか？	自問自答した後の体調はどうか	自問自答した後の気分はどうか	自分は何をしたのか
うまくいったと思った面接の終わりに二人の面接官と握手をしようと立ち上がった。デスク上に手を差し出した時にコーヒーカップをひっくり返し，さらに悪いことに大きなおならをしてしまった。	信じられない出来事だ。 落としたコーヒーカップとともに机の下に隠れたくなった。 あまりにひどい。 これで就職はおじゃんだ。 時が経っても忘れないだろう。 面接者は私をバカなやつと思うだろう。	痛みはあるが，今，自分に出来ることは何もない。乗り切ろう。 いかに恥ずかしいかとそのことばかりを考えても何の助けにもならない。うまくいった面接の1時間の内のわずか5秒のことではないか。 事実を集めようにも今はできない。このような事態を切り抜けてきたことを思い出そう。起こってほしくないことであるのは事実だが，耐え難いものではない。 ここにサーベル・タイガーなどいるわけがないと思い出そう。	未だにとても恥ずかしい思いでいっぱいで不安だけど，パニックにはなっていない。 客観的に考えると，胃がキューと痛くなっただけで，それ以外具体的な問題は起きていない。「腸はゴロゴロしなかった」ことに驚いている。下痢もなかったし，お腹も張らなかった。	確かに不安だ（同じ状況では誰でも不安だろう）。 気分が少し落ち込み，恥ずかしいが，パニックにはなっていない。	帰る前にもう一度気を取り直して挨拶をしよう。 面接者に時間を取って頂いたお礼と自分の長所を手紙を書こう。 親友に電話をしよう。 彼女は以前「人は1日に平均15回おならをする」と教えてくれた。仕事中でもおならは出るのだ。これは面白い。

ステップ7
これまで学んだ思考のスキルをあわせて使う

47歳のジムは，前からとても楽しみにしていた浜辺での休暇に妻と2人の子どもをつれて出かけようとして最後の荷物をバンに積みこみました。その時，肩越しにちらっと目をやると今にも激しい雷雨になりそうな黒い雲が見えました。30分も経たないうちに土砂降りの雨となり，道路は水であふれ，ハイウェイの流れは次第に遅くなりついには止まってしまいました。「なんてことだ。この調子では雨は日曜日まで降り続くだろう。休暇は全て台無しになるだろう。誰も楽しめない。家族みんなで何カ月も前から楽しみにしていたのに，このふざけた雨ですっかり悪夢に変わってしまった」と独り言をつぶやきました。

これまで2つの重要な思考上のスキルを学びました。第1は，ステップ5で紹介しましたが，結論にすぐに飛びついてしまう傾向を抑えるために，何かがいかに起こりそうかと判断する前に事実を直視し，ある出来事について代替的な考え方を探すことです。こうした戦略は，何か悪いことが起こるのではないかと自動的に予想してしまう傾向を防いでくれます。
こうした状況で役に立つスキルには，
①　最悪のシナリオにすぐに飛びついてしまう前に全ての事実を直視すること，
②　証拠を調べること，
③　残念ながら自分が予測したことが起こってしまった場合は，その事態の評価について代わりの考え方ができないか探すこと
が含まれます。
このような方法で自分の思い込みをコントロールすれば，あなたの反応もそれほど極端なものになることはないでしょう。
第2の思考上のスキルは，ステップ6で学びましたが，困難な状況に，より効果的に対処する方法です。主要なスキルには，以下のようなことが含まれます。
すなわち，
①　どんな最悪の出来事でも，最初に自分が思うほど深刻ではなく，時間的に限られており，どうにかコントロールできるものであるということを理解する，

② 自分がコントロールできることが限られている場合には，その状況に逆らわずやり過ごすことを学ぶ，
③ 人生のネガティブな出来事のために生じるコストと不都合な結果ばかりを重大視するのをやめる，

の３点です。

残念ながらタイムマシンは手元にないわけですから，起こってしまった出来事を元に戻してやり直すことなどできないのです。しかし，大惨事と思う問題がどんなひどいかということをあれこれ考えるのではなく，自分ができる対処法はなにかに関心を集中することにより，事態に立ち向かい，極端な自分の反応を抑えることはできるのです。

良い経験則とは，もし将来の問題をあれこれ予測している自分を発見したら，「代替案を考えよ。さもなければ，予想される悪いことが実際に起こる現実的な確率の高さを示す証拠を見つけ出せ」というものです。もし自分の心配事を裏付ける証拠が見出せなければ，その時は，より建設的に考える余裕が生まれるはずです。思い出してください。何が起こるか分からないという理由だけでは，可能性があるというだけで起きる必然性のない，しかもあなたにはコントロールできない不運についてあなたがいちいち心配することなどないのです。今まで学んできた２つの思考上のスキルを，今回改めて，同時に使うワンステップとして紹介しました。両方の方法を同時に学ぶことができたはずです。

しかし，この方法は「心の筋肉」を鍛える助けにはなりますが，あまり現実的ではありません。なぜなら，ジムの状況が示すように，あなたはある週に結論に飛びついてしまい，次の週には大惨事だとあわてるというわけではなく，１週間の間じゅう，しばしば同時に，２つの思考上の誤りを犯してしまう可能性があるからです。強いストレスがある時には，ほぼ同時に両方の思考上の誤りを犯してしまうというのは皆さんにも容易に想像がつくはずです。したがって，思考上の誤りが一緒に起こりそうなときには２つの思考上のスキルを同時に用いる，思考上の誤りが一つだけならそれに対応した思考上のスキルを用いるというように，状況の必要性に応じて使い分ける柔軟性を養うことが重要になります。２つの思考上のスキルを同時に使えるようになることがこの章のゴールです。思考上の誤りがいろいろな状況で起こる以上，それに対処するためには，これまでのステップで学んだ思考上のスキルを合わせて使う方法を学ぶことが必要だということは十分わかっていただけたと思います。

自分の思考を追跡する

こうしたことを行っていく上で役に立つ１つの方法は，思考の記録を始めることです。92 頁に「思考追跡ワークシート」（未記入のワークシートは 172 頁）に記入例を載せてあります。最初の欄には，ストレスの引き金となった状況を記録します。２番目の欄にはその状況において最初に浮かんだ心配や思考を記録します。その際，その具体的な内

容ができるだけ特定できるように記録します。次に，自分が犯しつつある思考の誤りをタイプ別に分けます。「結論へ飛躍」でしょうか？　それとも「物事を大げさに捉える」でしょうか？　未だ起こっていないことの結果を予測して結論に飛躍しているかもしれません。もし，あなたがそのように考えているなら，(3)の欄に×を記入しましょう。すでに起こってしまったネガティブな出来事をあれこれ考えて大げさに騒いでいるなと気付いたら，(4)の欄をチェックしましょう。

(5)の欄で，一連の質問を自分に行い，自分の思考をより建設的なものにするよう挑戦しましょう。これらの質問は今考えていることをより建設的なものに置き換えるのに役立つはずです。思いついたら(5)に手早くメモを取りましょう。最後の(6)には，あなたが予測していたネガティブな出来事が現実に起こったか否かについて記入しましょう。

「最悪のことを考えている時に自問する質問」

- この考えを支持する証拠はなにか？
- この考えを支持しない証拠はなにか？
- その出来事が間違いなく起こると自分が確信する根拠は何か？
- その状況について別の考え方はできないか？
- 友人が同じことを考えていたら，自分は友人に何と言うだろうか？

「物事を大げさに捉えている時に自問する質問」

- もしもXが起こったら，実際に次にどんなことが起こるだろうか？
- もしもXが起こったら，どんなひどいことになるだろうか？
- その出来事がいかに悪い状況をもたらすかということばかりが気になって，自分がそれを乗り切るのに十分な対処能力があるのを忘れてはいないか？　以前，同様な不快な出来事があった時，自分で対処できたことがあったではないか？
- 本当にそんなひどいことなのか？　それとも単に起こって欲しくないと思っているだけなのか？
- 仮にXが起こったとしても，他の人だってしょうがないと思うのではないか？　本当に他の人よりも自分はうまく処理できないのだろうか？
- 自分の身近な人にXが起こったら，どんなアドバイスができるだろうか？。
- 実際に起こっていることがコントロールできないとしても，自分の内面で起こっていることをコントロールするために何かできることはないだろうか？
- 今考えているこの考えは役に立つのだろうか？　この考えは自分が望むことをもたらしてくれるのだろうか？　もしそうでなければ，私はその考えを捨てられるか？　他の選択肢はあるのか？

ステップ7　やることリスト

□「思考追跡ワークシート」を用いてネガティブな考えを記録しましょう。ネガティブな考えは，「結論への飛躍」または「大げさに捉える」のいずれかに当たる事例でないか確認しましょう。そして，それぞれの事例に対応する思考上のスキルが有効であることを90頁の質問によって検証しましょう。

□ 自分は緊張していると気づいたら，いつでもその場で短い練習を行い，呼吸をコントロールすることを続けましょう。

□「IBS日誌」をつけて腹部症状を記録しましょう。

思考追跡ワークシート

引き金となった状況 (1)	最初の心配／考え (2)	思考上の誤りのタイプ あてはまる方に×を：結論に飛躍する (3)	思考上の誤りのタイプ あてはまる方に×を：大げさに考える (4)	自分への質問 ・証拠は？（どうして確実だと分かるのか？） ・他の見方はできないか？ ・単なる役に立たない思い込みではないか？ ・視点を移動することはできないか？ (5)	予測していた悪い事態は起こったか？ はい/いいえ (6)
3時30分 上司に呼び出され，今日の夕方に取締役会で報告する前に最終報告書を作り直すよう命じられた。	狂っているんじゃないか？なぜ，土壇場になってから指示するのか？ 報告書を役員会に間に合わせて仕上げるなんてできっこない。なぜこんな職場にとどまらなくてはいけないのか？ 上司が望んでいるように締め切り前に仕上げることはできそうもない。	×		できっこないというのは結論に飛躍しているのではないか。前にも同じような状況があり，うまく切り抜けたことがある。ストレスのおかげで自分が成長したところもある。 最悪のことは考えている余裕はない。あと1時間半，報告書を仕上げることに集中する必要がある。こんなひどい目に二度と合わないための方法を考える時間は沢山ある。でも，今ではない。	いいえ やれやれ，4：40までに報告書を作り終えた。書き直すのは最初に考えていたよりも簡単だった。

ステップ 8
効果的に問題を解決するには

スーとエレンはノースカロライナ州チャペルヒルに住んでいる二人姉妹です。二人とも馬を愛し，また時折 IBS の症状を引き起こす，胃の弱いところも共通していました。しかし，その他の点では，二人は月とスッポンほどまるで異なっていました。スーは，自分を「軽いコントロール狂」と称する頑固で衝動的な性格の女性でした。こういう性格の人によくあることですが，彼女は何事も運任せにできない，手抜きができないたちでした。馬術の障害物競技の試合の前の晩には，ベッドに入ってから試技がうまくいかない可能性をあれこれ考えてしまうのです。彼女のモットーは，「最悪を予想し，ベストを期待せよ」です。試合のことを考えれば考えるほど，胃のあたりの不快感という苦境に激しく陥るばかりです。一方，エレンは生まれつき冷静で気分にむらが少なく，将来の出来事について心配し気が重くなるということがない人です。彼女は，将来のことに心がとらわれすぎないように心掛けるとともに，自分にどうすることもできないことは放っておくことにしていました。エレンの IBS の症状の引き金になるのは，将来に対する心配ではなく，トールサイズのコーラとおいしいリムボーンステーキがお気に入りの店で食べられるかどうかということです。

ここまでくると，皆さんは，胃腸の症状はアト・ランダムに起きるわけではなく，しばしば不愉快な出来事や状況が引き金となって起こるものだということに気付いたはずです。引き金の中には，辛い鳥手羽の食べ過ぎ，ホルモンの変化，感染症といった身体的なものもあります。また，スーの例にみられるように，コントロールできない問題に直面した時に起こる心理的なものが引き金となる場合もあります。あなたの対処能力を失わせ，腸を苛立たせ，IBS の症状を悪化させるのは，こうしたちょっとした日々のイライラであることが多いのです。

もちろん，同じような問題を経験する人がみんな腸の症状を示すわけではありません。なぜなら，***しばしば人の反応を決定するのは，問題そのものではなく，その問題への対処法だからです。***ストレスの多い状況で良い判断を下す能力は，一つの重要なスキルです。なぜなら，こうした能力は，自分をコントロールできているという感覚を強め，生活の質を改善してくれるからです。一方，問題を解決することが上手にできないと，ストレスが増し，成果につながらず，必要もない欲求不満が昂じます。

IBSの患者さんは，日々の生活上の問題によって腹部症状が悪化します。日々の問題はささいなことにみえるかも知れませんが，解決がいつも容易であるとは限りません。この章では，毎日の生活上の問題をコントロールしていくのに役立つ，段階を踏んで一歩一歩行う方法について学びます。

あなたは問題とどう向き合っているか

問題があった時，人はそれぞれ異なった方法で対応します。あなたのスタイルに似ているのは，次のどれでしょうか。

- 目前の問題には，どちらかというと，解決すべき挑戦だと捉えて対応しますか？それとも是が非でも避けたい自分個人に対する脅しと見てよりおずおずとした態度で対応しますか？
- あなたは問題を早く見つけ出し，じっくりと成功する絶好の機会を待って戦略を講じようとしますか？それとも，もうどうしようもなくなるまで見ないふりをして放っておきますか？
- 問題に最も見込みのある方法を用いて真正面から取り組みますか？　それとも，全く見込みのないまま完全な解決法がみつかるのを待ちますか？
- 全ての問題を解決しようとしますか？　それとも，いくつかの問題については，自分は何もできないということを受け入れますか？
- 問題に直面した時に，問題点を分類整理し，事実関係を検討し，決断を下しますか？　それとも，まず先に問題を解決しなかった時の費用に思いをめぐらしますか？

一歩ずつ着実に問題解決を進める

人生の問題を解決するには戦略が必要です。優れた問題解決を望むのであれば，問題点を明確にすることから解決に至るまでの作業を，最も効率よくまた最も少ないストレスで行う，一連の思考及び意思決定の具体的なステップを踏む必要があります。

1．問題点を明確にする　どのような問題でも解決の第一歩は，問題とはまさに何かはっきりさせることです。問題点を明確にする際には，できるだけ具体的に特定することが必要です。なぜならば，問題点が大まかで漠然としているよりも，具体的で明確に規定されている方が，問題解決はずっとやりやすくなるからです。どうしようもない，どこから手を付けていいか分からないと思われる問題も，より小さく，対処しやすい個別の問題に分割することができるのです。

以下のような質問を自問してみましょう。

- 問題は何か？
- 私を悩ませている状況は何か？
- 自分が起こってほしいと思っていることは何か？

最近あった問題について考えましょう。それでは，問題点を明確に特定して具体的な言葉で記述してみましょう。あまり難しく考える必要はありません。

2．問題解決のしやすさを判断する　一旦問題点を明確にしたら，次は問題解決に着手することになります。しかし，好むと好まざるとに関わらず，いつも直面する問題を全て解決できるとは限りません。良い問題解決ができるかどうかは，しばしば，解決できないものも含むさまざまな問題を扱うのに最も適した方法を発見することができるかどうかにかかっているのです。問題が解決できる時には，問題解決に早速取り掛かればいいのです。しかし，私たちをストレスで参らせる問題は，直ちに解決に結びつくとは限らないことが多いのです。多くの問題は，全くコントロールできないか，あるいは私たちの意に反してコントロールしづらいもののどちらかです。

IBSの患者さんは，研究によれば，問題がコントロール可能であるか否かに関係なく，問題解決に伴って生じる困難に対して一種独特な方法で対応する傾向があることが指摘されています。自問してみてください。あなたは問題解決に着手しようとする前に，その問題の解決が実際どのくらいしやすいのかということを考えているでしょうか？これまで問題解決をしようとしたときに味わった難しさについて考えてみてください。思い返せば，対応した問題はいつも解決可能でしたか？　あるいは自分でコントロールできるものでしたか？

自分は「できる，やれるんだ」といって自らを励ます精神は，解決に至るまで物事を続けるのに役立つのであれば，実際にプラスの効果を持つでしょう。しかし，自分がコントロールできない問題を解決しようとすればかえってストレスが多くなるはずです。したがって，効果的な問題解決をしたいと思ったら，以下のようないくつかの基本的質問を自問してみることが必要です。

- 今すぐに，この問題を解決できるのか？
- 今この時点で，この問題をコントロールしたり，この問題に影響を与えたりすることができるか？
- 自分はこの問題に対応可能な能力を有しているのか？
- いずれ対応可能となるのか？

これらの質問にはいずれも「はい」と答えるのが正解だと私たちは考えがちになります。しかし，ここで一呼吸置いて，これらの質問に照らしてもう一度問題を再検討してみてください。おそらく最も強くストレスを感じる状況の中には自分では変えようのないものも含まれていることに気付くでしょう。上の質問にあなたがいかに答えるかでこれから先の問題解決のステップの出発点が決まってしまいますので，正直に質問に答えるようにしてください。もしそうしなければ，不必要な症状の悪化を招くことになりかねません。自分で物事をコントロールしたいと思わないでください。答えに影響します。

例えば，5分前に始まる予定の会議に着く1マイル手前で交通渋滞に巻き込まれてしまったとしましょう。会議に間に合いたいと思っても土台無理なことです。目の前の車がノロノロとしか動いていないのを見れば，受け入れがたい真実ではありますが，遅れることは自分ではいかんともしがたいということが分かるはずです。一旦問題が解決可能かどうか判断できれば，あなたは最も可能性のありそうな戦略を採用することで問題に対処することができます。遅刻をいくら心配しても，会議により早く着けるわけではないのです。

3．最もよい処理法で問題に対応する　ストレスを感じることが多い状況に対処するのに役立つ戦略には2つのタイプがあります。「問題焦点法」と「情動焦点法」です。問題焦点法は，状況そのものを変える具体的なステップをとるやり方です。問題の元を除去する，あるいは問題を修正することに主眼をおいて事態に対処するという行動指向的戦略です。例えば，もしあなたが重要な試験について心配しているのであれば，以下のような問題焦点法の戦略が役立ちます。

- 他の学生とグループを作って今回の試験範囲に関連する資料を再検討する。
- 不明な部分を確認するため先生に時間をとってもらう。
- 既に同じ授業の単位を取った友達に予想問題について助言してもらう。

問題の元を除去する，あるいは問題を修正することができない場合には何が起こるのでしょうか。ストレスの元の中には，コントロールができない，あるいは解決できないものが常にあります。解決不可能な問題を解こうとすると，葛藤がおこり，ストレスで参ってしまい，惨めな思いにとらわれます。

解決できない問題を処理するには，第2のタイプの対処戦略が必要になります。情動焦点法の出番です。ただ単に問題が解けないからいって，その問題で苦しめられることが避けられないというわけではありません。解決不可能な問題を扱うために，情動焦点法という別の方法があるのです。例えば，試験を受けた後で，うまくできなかったのを心配している自分がいたとします。次の週に教師が成績表を配るまで，試験については何もできることはありません。事ここに至っては，いくら心配してもあなたの実際の成績がよくなるわけではありません。あなたがとれる唯一の選択肢は，情動の影響を抑えるのに役立つ方法をとることです。すなわち，映画を観に行く，友人とブラブラと一緒に過ごす，ジョギングをする，本を読むことなどです。これらが情動焦点法の例です。こうしたことをしても問題は解決しません。しかし，情動の影響を和らげる効果があります。情動焦点法の具体例には次のようなものがあります。

- 新しい見方で状況を眺める（リフレーミング）。
- 状況の意味について解釈し直す。
- 家族や友人に助けてもらう。
- 深呼吸をして落ち着く。
- 状況を受け入れ，結果は変えられないと諦める。（「変えられないことをくよくよ考えてもしょうがない」）

- 放っておく。
- 「それがなんだ，だからどうだっていうんだ」アプローチを採用する。

全ての状況で最適な解決をもたらす単一の処理法はありません。最良の対処の仕方は，まず問題を解決する上で何かできることがあるのかないのかを自問し，問題焦点法と情動焦点法の中から適した対処法を採用することです。問題焦点法は，なにかできることがある状況で効果を発揮します。一方，情動焦点法は，状況を受け入れなければならない場合に最も有効です。コントロール不可能な出来事に対するネガティブな情動反応には，状況についての考え方を変えるというのが最良の対処の仕方となります。この方法は，自分ではコントロールできない状況を変えることなく，自分の反応をコントロールするのに役立ちます。

ある問題に対して自分がコントロールを及ぼすことができる程度と対処するために選んだ方法がマッチしないとストレスが生じます。このことは，「変えられないことを受け入れる心の静かさを与え給え。変えられることを変える勇気を与え給え。そして，変えられることと変えられないことを見分ける知恵を与え給え」という米国の神学者ニーバーによるよく知られた「心静けき祈り」の基本的なメッセージに科学的な観点から支持を与えることに他なりません。

4．ブレイン・ストーミング　問題に適した対処法のタイプが明らかになったら，次のステップは，潜在的な解決策のリストを思いつく限り自由に出してみて検討の俎上に上げること（ブレイン・ストーミング）です。解決策のアイデアを数多く見出すことができれば，それだけ一番うまくいく解決策にたどり着く可能性が高まります。できるだけ多くの選択肢について考えましょう。今の時点では解決策がもっともらしいかどうかを考慮する必要はありません。思いついた選択肢が，普通でなく少し変でおかしくみえるものでも気にする必要はありません。このステップで大切なことは，精神的な柔軟性をふやすことです。そうすることによって最良とはいえない一つの選択肢にはまってしまうことを避けられるのです。

5．一つの選択肢を選んでそれに基づいて行動する　多くの可能性のある解決策を特定することができたら，その中から最良のものを選びましょう。個々の選択肢の持つ意味合いについてとことん考えてみましょう。まず，解決策の中でリスクが多く非現実的である，あるいは実行するのが難しすぎるといった理由で明らかにうまくいきそうもないものを消去して選択肢を絞り込んでいきましょう。それから，残った代替案について，次の質問を使ってその有効性，効率性，副作用を評価しましょう。

- この選択肢は状況を改善するだろうか？
- 良い点，悪い点は何か？
- かかる時間と努力はどれ位か？

選択肢を比較した後，問題を最も満足のいく形で解決してくれそうなものを一つ決めましょう。もし可能性のある解決策をたくさん思いつくことができており，その意味合いを注意深く考え抜くことができていれば，最良の選択肢は通常極めてはっきり分かるはずです。最良の解決策は完全な解決策である必要はありません。ただ「十分によい」ものであればいいのです。いくつかの選択肢が同じくらい魅力的に見えることが時々あるでしょう。そういう場合は，それらを組み合わせてよりよい解決策を作ることができます。

一旦解決策を選んだら，それに基づいて行動しましょう。自分が選んだからといって，頑なにその選択肢に固執する必要はありません。もしその選択肢で問題が解決できないなら，ブレイン・ストーミングの過程で確認した沢山の他の選択肢に戻る余裕があるはずです。思い出してください。問題解決とは進行中のプロセスであり，一度限りの勝負でも，一か八かの勝負でもないのです。

６．結果を評価する　自分のやり方はうまくいきましたか？　なにが実際に起こりましたか？　後になって考えるとほとんどうまくいく可能性のない選択肢にこだわり空回りしていませんでしたか？　最も役立ったこと，最も役に立たなかったことは何ですか？　今この時点で方針を変更するとすればどういうふうに見直すのが好ましいでしょうか？　自分がとった方法を公平に裁くとして，うまくいっていると思いますか？　もしそうでないなら，計画をよりよくするために何かできることを考えましょう。あるいは今の案を諦めて他の選択肢を試してみましょう。複雑な問題を解決する場合には，これまで学んだステップを何度も繰り返して実行する必要があるかもしれません。

問題を解決する技法

これまで論じてきた戦略を用いて問題を効率的に解決するために，以下で述べる技法を是非試してみてください。すなわち，①小さなことから始める，②計画しリハーサルする，③合理的に考える，④他人を変えるより自分を変える，⑤自分自身と契約を結ぶ，⑥失敗することを予想し，失敗から学ぶ，⑦自分にご褒美をあげる，⑧根気よく続ける，の８つの技法です。

①小さなことから始める

これまで問題を解決する基本的な方法は学びましたので，これからより効率的に進めるテクニックを勉強しましょう。まずは，小さな問題を解決することから始めましょう。より大きな問題にはあとで少しずつ取り組めばいいのです。もしあなたが，友人に「ノー」と言うと友情を台無しにすると思い込んでいて，それを確かめたいという場合であれば，簡単な要求を拒否してみて何が起こるかをみてみることから始めればいいのです。小さな勝利を続けていくと，自信が次第についてきて，のちのちより大きな問題に取り組めるようになります。

重要なことは，問題解決のスキルを磨く機会を探すことです。腹部の症状と関連しているかどうかは気にしなくて結構です。明らかな解決策がないような問題でも，問題解決のためのスキルを強化するにはいい練習になります。

②計画しリハーサルする

前もって，何を言うべきか，どう問題に対処すべきかよく考えておきましょう。友人を相手に戦略を試してみてください。次に，実際の行動に移る前に，自分が課題を遂行する様子をはっきりイメージしてみましょう。自分の心の目で自分自身をできる限り明確に描き出して見ましょう。自分が行動を起こしている姿を視覚化するために，内なる声を聞き，自己を観察してください。自己を明確に思い描くことができればできるほど，よりよい結果が得られます（もし，既に学んだ「視覚化」について復習したければ，ステップ３を再読してください)。自分が何かを行っているところを明確に想像し，心的な像をイメージすることができれば，ゴールに到達するために必要な一連の行動を形成していくのが容易になります。

③合理的に考える

解決策を試すのは難しいことです。最初から完全を期待するのは止めましょう。自分がとってきたステップの一つ一つを評価し褒めてあげましょう。道には山もあれば，谷もある，そういうものだと考えましょう。

④他人を変えるより自分を変える

自分の行動を変える方が他人を変えるよりもずっと容易です。もし自分が選んだ方法が他人の行動を変えることを前提としていると気づいたならば，何が変えられるかということについてあなたが非現実的な期待を持っていることの証拠かもしれません。他人ではなく自分に責任があると認めることは，しばしば自分が抱いていた欲求不満を和らげる処方箋となるのです。

⑤自分自身と契約を結ぶ

ある特定の日に，特定の状況において，解決策を試してみることを確約しましょう。一旦そうと決めたら頑張って続けましょう。

⑥失敗することも予想し，失敗から学ぶ

問題解決をより効率的にするスキルを身につけるには時間がかかります。忍耐強く練習しましょう。時々，努力しても成果につながらないと思うこともあるでしょうが，くじけないでください。学習過程において失敗することは重要なことです。失敗した時に何が悪かったかを自問してみましょう。きっと，次の機会により十分な準備をするにはどうすればいいか学習できるはずです。

しかし，失敗からは確実に学んでください。さもないと，時間を浪費するだけです。問題に対して幾らかコントロールできた，あるいは影響を与えられたという実感がつかめましたか？　問題に対処する際，自分が最適の人物だったらこうするだろうというイ

メージどおりにできましたか？　誰か他の人の問題を引き受けて余計な問題の解決に引き込まれませんでしたか？　その問題は解決するのに価することでしたか？

⑦自分にご褒美をあげる

「卵を割らなければオムレツは作れない」[9]という諺を聞いたことがありますか。問題解決という話に即して言えば，失敗は（卵）は問題解決のスキル（オムレツ）を磨くのに役立つということです。いままでの自分の努力を褒めてあげましょう。そうすれば落ち込んでいる時期も通り抜けることができ，問題解決のスキルを身につけるため練習を続けるという当初の決意を強めることができます。仕事をうまくやりとげたら，よくやったと自分を褒めてあげましょう。

自分を褒める方法としては，問題解決のステップをやりとげる度に何か楽しいものを自分に与えることです。効果的なご褒美は，自分をいい気分にしてくれるもので，ステップ終了時点ですぐに手に入れられるものがよいでしょう。ご褒美は高価なものや贅沢なものである必要はありません。週末に朝寝する，カプチーノを買う，熱いお風呂に入る，ビデオを借りる，くだらない小説を読む，仲のよい友達と過ごすなどは，いつでも予算を気にせずにできる効果的なご褒美になります。

⑧根気よく続ける

練習は行動を変える鍵となります。最初はやりにくい，難しいと感じる解決法も練習を続けると次第に容易なものになっていきます。思い出してください。自分にとって初めての一連のスキルを学んでいるのです。どんな新しいスキルでも始めたときはぎこちなく，やりにくいと感じるものです。こんな不自然な努力を続けるよりも投げ出すという自滅的な行動の方が自然に思えるかもしれません。しかしそれは助けにはなりません。もし問題解決の練習がぎこちなくやりにくいと感じるなら，それは多分良い徴候です。逆に苦もなくできるとしたら，問題解決を勘と経験に頼っているからかもしれません。

「問題解決ワークシート」は問題解決の全てのステップに役立ちます（102頁に記入例を載せてあります。未記入のシートは173頁にあります。）。

ステップ８　やることリスト

□ 最もよい問題解決法は，問題がどれくらいコントロールできるのかによって異なることを思い出してください。「情動焦点法」はコントロールできない問題に対して最もうまく機能します。一方，「問題焦点法」はコントロール可能な問題に対して最もよい方法です。来週にかけてあなたが取り組む問題について考えてみてください。問題のコントロールの可能性を見極め，それに合った正しい問題解決法を取ってい

9　訳注：「蒔かぬ種は生えず」

ますか？　もしそうなら，結構。そうでないなら，葛藤に悩み，ストレスで参ってしまい，打ちのめされることになるでしょう。

□ より柔軟な問題解決法を学ぶことは，一定の練習と忍耐力が必要な辛い仕事です。最初はぎこちなく，やりにくいと感じることでも，練習をすればするほどより簡単で自然なものとなります。効果があらわれるまで根気よく続けましょう。

問題解決ワークシート

自問自答する鍵	問題
問題は何か？ 明確かつ具体的に特定しなさい。 ・自分を苦しめていることは何か？ ・何故，それは問題か？	友人から彼女の娘さんをバレエ教室に迎えに行ってくれないかと留守電のメッセージを受けたが，その時間は病院の予約が入っている。 特定の問題：私のスケジュールと友人の頼み事が重なった。
この状況をどれくらいコントロールできるか？ ・自分がコントロールできないことに対しても過剰に責任を引き受けているのではないか？ ・自分のコントロール下にある問題かどうかという点を無視しているのではないか？ ・設定しているゴールは，自分ができることの範囲内か？	最初の考え 「もし，私が迎えに行かなかったなら誰が迎えに行くのか」とはいえ，友人を助けたいのはやまやまだが，彼女の娘さんを迎えにいくのは私の責任ではない。
自分にできることは何か？ 明確かつ具体的に特定しなさい。 ・可能性のある選択肢を全て書き出しなさい。（たとえ馬鹿げている，不可能だと思われることでも） ・この時点では，優劣を論じたり，判断したりしない。 ・選択肢と問題解決法のタイプをマッチさせなさい。（コントロール可能 対 コントロール不可能）	1．電話を返さず，メッセージが届いていないととぼける。 2．病院の予約をキャンセルして予約をとりなおす。 3．彼女に「よくもあなたは私におかかえ運転手のように用事を言いつけることができるわね」と電話する（私は決してそうは言わないけど）。 4．彼女に，私は病院の予約があるので迎えにいけないと電話する。
よく考えなさい。 ・それぞれの選択肢をとるとなにが起こるのか？（問題のタイプ，要する時間，巻き込まれた場合の費用，自分個人への影響，他人への影響を考慮しましょう。）	病院の予約をキャンセルすると，既に3カ月待っているのに，もう3カ月待たなければならない。嘘をつくなど汚いことをする必要はない。他の誰かが同じ状況にいたら，その人に，友人の娘さんを迎えにいきたいとは思うがその時間はちょうど忙しいということを友人に説明するよう助言するだろう。
決断しなさい。 ・自分とって最良の解決策を採用しなさい（結果を考えて）。 ・完全な解決を待つのではなく，「十分よい」ものを選びなさい。	自分がしなければいけないのは，手伝いたいができないと単に電話するだけだ。結局，友人は可能かどうか知りたいと電話しただけで，娘さんを迎えに行ってくれることを期待しての電話ではないかもしれない。
それを実行しなさい。 ・解決策を実行するために必要なことを考え，それを実行しなさい。	自分に正直になれ。感情にしたがって決定してはいけない。この場合，私の優先順位はどうか。私の健康か，友人のスケジュール上の問題を解決することか。
どうだったか？ ・自分は満足か？ ・もしそうでないなら，何ができたか？	たとえ彼女を失望させたとしても，彼女は判ったと言った。どっちみち，バレーの先生が彼女の娘を家まで車で送るだろう。

ステップ9

強い思い込みをなくす

47歳のマーラは昨夜，彼女の誕生パーティーがあったので夜更かしし，翌日の朝は寝坊したため仕事にどうみても最低30分は遅刻しそうです。彼女はかなり前からIBSを患っており，1週間のうち3日は，排便のためにトイレに長時間座り続けなければなりませんでした。コンピュータープログラミングの会社に遅刻し眉をひそめられるのではないかと，トイレにいる間，刻一刻とイライラが強くなってきました。マーラはすぐに最悪のことを考え始めました。「9時の会議には間に合わないだろう。遅刻すれば他のメンバーに迷惑がかかる。上司は，私がこの仕事に向いていないのではないかと考え始めるだろう。このストレス，私にはどうしようもできないわ」。彼女はさらに考え続けました。「そもそもこんな仕事を引き受けるべきでなかったんだわ。前の仕事を続けていれば，こんなことにはならなかったのに」。

ようやく家を出て車に乗り込みましたが，運転している間，お腹の膨張感はひどくなり，胃のさしこみもますます強くなってきました。渋滞に巻き込まれ，1マイル，1マイルがまさに苦痛でした。ダッシュボードの時計を見ると，頭がガンガンしてきて，額から汗が落ち，胃がギューと締め付けられました。「これじゃもっと遅れるわ。トイレに行ってからでないととても会議には出られないもの」とうめきました。

ご覧のとおり，マーラは，頭の中を自動思考が次から次へと駆け巡り，それが身体にも影響し，本当に“自動操縦”さながらの状態に陥りました。以前の章で，自動思考を具体的に特定し，他のもっと建設的な考え方に切り替えることを勉強しました。この章では，こうした自動思考はしばしば自分自身の「信念」によって影響を受け，こうした信念はいろいろな意味で不正確で役に立たない考え方だということを説明しましょう。ここでは，自動思考の引き金となる自分の信念を特定することに焦点を当てましょう。一般的な「思考」というものと「信念」はとても似ているように思われますが，マーラが体験し気付いたように，2つの間には重要な違いがあるのです。

思考とは，一日を通してあなた自身が続ける刻一刻の内的対話です。例えば，あなたがスーパーの駐車場に車を乗り入れたとすると，内的対話は「本当に忙しいわ。買い物リスト，家に置いてこなかったかしら。あっ，あそこが空いてる。ここに停めよう」のようにはじまります。医師が来るのを待っている時は「すぐ来てくれればいいのだけれど……。1時までに仕事に戻らなくちゃならないの」と心の中でつぶやくでしょう。朝起きて着替えながら鏡を見た時には「このTシャツは私に似合わない。青いのにしよう」などとつぶやく言うでしょう。

信念は，思考よりも，あなたにとってむしろずっとなじみ深いものです。信念は，自分自身の全般的な，ふるまい，みかけ，人生についての考え方などを反映して，異なる状況に広く影響を及ぼします。思考とは，ある一時点であなたが物事をどのように見たかというスナップ写真のようなものです。これに対して信念はあなたが世の中を見る時のカメラのレンズなのです。ある信念は，大きな像を捉える広角レンズのようなものでしょう。また，他の信念は，とても詳細に像を拡大する接写レンズのようなものです。レンズの種類によってスナップ写真の写り方が違ってくるように，あなたの信念は刻一刻と浮かぶ思考の内容に影響を与えるのです。

信念は長い間の人生経験によって作りあげられます。「高齢者は敬愛すべきだ」という信念によって，電車の中で席を譲ってあげようという気持ちになります。しかし，信念は，場合によって，緊張やストレスの原因となります。IBSの人は，典型的に次の3つの核となる信念，強い思い込みを持ちやすく，いつもそれと闘っているのです。

- 完璧は，求めれば実現できる。
- きっとほめてもらえる。
- 自分自身をコントロールできるはずだ。

完璧を期待しすぎていないか

完璧な人などいません。しかし，多くのIBSの人は自分に完璧を望んでいます。完璧主義は必ずしも悪いことではありません。運動選手，芸術家，教育者などの場合，自分自身に高い基準を課しているため，しばしば水準の高い成果を実現します。このタイプの完璧主義は良いもの，優れたものを求める健康的なものと言えるでしょう。“健康”な完璧主義の場合，必要があれば，人はいつでも基準を低くすることができます。

しかし，IBSの人は，何事をする場合も非常に高い基準を設定して頑張ろうとする傾向があります。あるレベルを達成しなければというプレッシャーが常にあり，基準を状況に合わせて調整することに困難を感じます。完璧主義の人は，しばしば，最もよくできた最近の到達点を基準に自分の価値を評価します。完璧主義の人は，自分が仕事を十分こなすことができたと感じることがほとんどなく，その結果，自分が達成したことに満足感をおぼえることがめったにありません。自分の失敗を許すことができず，物事がうまくいかない時に自分自身に厳しく当たり，自分を過度に責めます。完璧主義の人は，自分に厳しいだけでなく，それと同じくらい他人が自分を厳しく責めるに違いないと恐れ，失敗すると気が動転します。その結果，問題を解決するために他人に助力を求めることに消極的で，誰もが犯すありふれた失敗でも，埋め合わせをしようと躍起になります。

過度に失敗を恐れると，それがストレス，心配，不安を生み出す原因になります。完璧主義は別の問題も引き起こします。問題を先延ばしにしたり，失敗する可能性がある活動を避けたり，物事をきちんとやろうとして必要以上に時間がかかったりということになりかねません。もし，他人がしたことなら見逃せるような失敗で自分を責めたり，失敗を恐れて新しい挑戦をするのをためらったり，自分がうまくできているか気になったりするのであれば，あなたは完璧を期待しすぎていると言えるでしょう。完璧主義に向かう傾向は，特定の信念によってさらに強まります。次のような自分の思い込みに心当たりはありませんか？

- 自分が失敗したら，人から低く見られるだろう。
- 価値ある人間であるために，いつも最善を尽くさなければならない。
- 物事を常にうまくやりとげないと，人から尊敬されない。
- 自分は，いつだって不十分にしか物事をやり遂げられない。もっとよくできるはずだ。
- 何事をやるにも 100 %以上でないと，二流の人間，さらに落伍者とみられかねない。

人から認められたい欲求

あなたがしたことを全ての人が認めてくれるわけではありません。それどころか，中には，あなたが何をしても認めてくれない人もいるかもしれません。しかし，多くの人は，たとえ不可能であっても，誰からも受け入れられ認められるように振舞わなければならないと信じています。もし，他人が自分をどのように考えているのか心配で，他人の考えをあれこれ推察し「ノー」と断るのがためらわれるとすれば，自分を認めてもらいたいと思うことによってそれだけストレスが増えることになるでしょう。認められたいという欲求は以下に挙げるような特定の思考と結びついているものです。

- 自分にとって大切な人にけなされるのは耐えられない。
- 他人からどう思われているかはとても重要なことだ。
- 他の人から愛されていないと幸せを感じられない。
- 誰もが私に好意をもつべきだ。
- 家族は私に腹を立て，私のやることを認めようとはしないだろう。

コントロールできるという幻想

核となる信念の最後は，何でもコントロールできるという幻想です。この信念は，あなたの心をたぶらかして，ある決まった非現実的な考え方に陥らせます。コントロールできるという幻想を抱く人は，目の前の人であれ，物であれ，その全てに対して責任を感じます。他人の要求に敏感すぎて，両肩にずしりと世界を背負い込んだように感じます。職場のみんなが頼りにします。友人は当てにします。自分が他の人の幸せにあたかも責任があるかのように思います。そのような人はしばしば，「もし私がしなければ，誰がするの？」という心のつぶやきを繰り返します。実際，他の人の問題は際限なく存在しますので，一日の終わりには疲れ果ててしまい，自分の欲求を満たそうにも燃料はタンクにほとんど残っていません。そして，自分でできる以上のことを抱え込んでしまい，他人の期待に応えられなかったという罪の意識を持ちます。

何事もコントロールできるという幻想は，他人の要求を満たす自分の能力に対する過大な信念，他人の欲求を満足させることに責任があるという思いから始まっています。不安はしばしば未来をコントロールしたいという欲求から起りますので，コントロールできるという幻想は不安の炎に油を注ぐことになります。

コントロールできるという幻想を持つ人は，不確実性を耐えるのに苦痛を感じます。予測可能な形で世界が展開してほしいという願望にもかかわらず，人生は予想できない驚きに満ちています。驚きの中には良いことも悪いこともあります。不確実性に耐えられない人は，毎日の生活に不確実性がつきものだという事実を受け入れるのに苦労します。今述べたことに心当たりがありますか？　もし以下に挙げる問の答が一つでも「イエス」であれば，あなたは不確実性に耐えるのが難しい人かもしれません。

- 不確実なことがあると，不安になりストレスを感じるようになりますか？
- 意思決定をするのに必要なすべての情報がないと欲求不満を感じますか？
- 何があっても驚かないようにいつも先のことを考えておくべきと思っていますか？
- 全てのことに先んじてそれを備えるべきと考えますか？
- 自分にはちょっと「コントロール狂」のきらいがあると思いますか？

不確実性に耐えられないと，多くの状況において「もし何かあったら」とますます考えるようになりますし，起こるかもしれない悪いことばかりが気になって仕方がなくなってしまうでしょう。悪いことなど大抵の場合，ほとんど起こる可能性がないものですが，あなたはそのことをあれこれ考えて参ってしまうでしょう。そのため，結局，あなたは全てのあり得る結果と成り行きを想像してしまうでしょう。これは不安を含む一連の心的反応を引き起こし，身体反応をより激しいものとさせます。

氷山を砕くには

完璧主義，他人から認められたい，自分でコントロールできるという幻想といった信念を自分が持っていることに気付くのは常に容易だとは限りません。あなたは，こうした信念に自分の思考が関係していると気付かないかもしれません。しかし，実際はそうなのです。あなたの思考と信念は，ほんの先だけが水面から出ている氷山のようなものです。あなたの思考は容易にそれと確認できる氷山の頂上ですが，あなたの信念は水面下に隠れています。たとえあなたが氷山を破壊したいと思っても，頂上を少し削り取ることしかできません。氷山全体を壊そうと思ったら，まず表面に出ていない部分，すなわち固い核となっている信念に近づく必要があります。

氷山の水面下に到達する

あなたの核となる信念を見出すには，ある一つの自分を動揺させる考えか心配事を取りあげ，次の2，3の簡単な質問を自問自答してみるのがよいでしょう。「もしこの考えが正しいなら，なぜ取り乱しているのだろう？」この質問を自分にしても，最初のうちは核となる信念が明らかになるとは限りません。もしそうなら，信念が水面のはるか下にあるというサインです。ネガティブな思考に気付いたら，その都度，次の質問を繰り返してみてください。「もしこの考えが正しいのなら，それの何がこんなに自分を動揺させるのだろう？」その際，ネガティブな思考が一連のものとして捉えられるまで続けてください。深く掘り下げるたびに，この質問を繰り返してください。先ほど触れた3つの信念のうちのどれに相当するか明らかとなるまで続けるのです。

さあ，核となる信念を見つけ出す探検をはじめましょう。例えば，ある土曜日の午後に家にいて，友人たちが思いもよらず立ち寄ったとします。ほとんどその瞬間から，あなたは不安を感じはじめ胃は緊張します。自動思考は次のような自問自答をはじめます。

とても信じられない。家の中は散らかって，友達と一緒にいられる気分じゃない。
（家の中が散らかっているとして，それが自分にとってどんな意味があるのか？）
↓
それは，「彼らは私を無精者と思うだろう」ということを意味する。
（自分が無精者だとして，それが自分にとってどんな意味があるのか？）
↓
それは，「彼らは私を低くみる」ということを意味する。
（自分を低くみられるとして，それが自分にとってどんな意味があるのか？）
↓
それは，「こんなの私のあるべき姿じゃない」ということを意味する。
（彼らが思うような私は私じゃないとして，それが自分にとってどんな意味があるのか？）
↓
それは私が完璧ではないことを意味する。

この例は，自分に何回も同じ事を問いかけています。「Xであるとしても，それが自分にとってどんな意味があるのか？」という問いは，完璧主義を意味する核となる信念を洗い出す一連の思考を導き出す引き金となります。一連のネガティブな思考を次々引き出すことによって，核となる信念は何かを明らかにすることができます。

この訓練を行う時には，個々の質問によって信念または思い込みを捉えることが目的であり，情動や気持ちを捉えるためではないということをよく認識してください。上の例で，それぞれの問いは具体的な思考を特定し引き出していることに注目してください。「彼らは私を無精者と考えるだろう」または「彼らは私を低くみるだろう」というのはその人が感じた情動ではないのです。もし情動に注目したら，一連の自動思考を引き出す核となる信念をピンポイントで把握することはできないでしょう。

核となる信念を端的に浮き彫りにするのは，中心に至るまで玉ねぎの皮を一枚一枚剝いていくのにちょっと似ています。思考の皮が一枚剝かれる度に，より極端な思考が現れてきます。玉ねぎの皮を剝くと涙が出るように，一連のネガティブな思考を明らかにしていくに従いより先鋭化した心の中の反応が次々引き起こされる機序がみえてきます。先ほど示した核となる信念を導き出す一連の自問自答を見ていただくと，「彼らは私を低くみるだろう」という単なる憶測から始まっていることがわかるでしょう。

核となる信念は，「もしその考えが正しいとしても，それが自分にとってどんな意味があるのか？」と自問すると一発で明らかになる場合もあります。逆に，核となる信念を明らかにするために一連の自問自答のプロセスを延々と続けることが必要な場合もあります。一連のネガティブな思考をリストアップしたら，核となる信念は何かを自問してください。

別の可能性を探そう

自分の核となる信念を具体的に特定できたら，同じ出来事について異なる考え方ができないか検討する，あるいは自分の予想が正しいかテストすることに取り組んでみてください。自分の状況をより意味のあるやり方で眺めるのに役立つ，実際的方法があります。それは，以下の3つです。

- 立場を入れ替えてみる
- 思考を見直す
- 信念の有用性を確認する

立場を入れ替えてみる

この戦略は，他人の視点に立って物事を見てみるというものです。「もし友人が私の立場だったら，どんなアドバイスを求めてくるだろう？」と自問してください。友人の立場を客観的に考えてみましょう。どんなアドバイスをしますか。友人はどんな選択をするでしょうか。友人の状況を理解するように努めてください。友人はどのように問題の処理に取りかかろうとするでしょうか。物事がどうしようもなくなった時には，黄金律から新しく作った次の格言を思い出してください。「他人があなたに言わないことは，あなた自身も自分に言わないようにしなさい」[10]

思考のリフレーミング

リフレーミングとは，ある課題について考え方を変えるということです。ちょうど，家具と不釣り合いな絵を取り替えるように，自分の考えも変えることができます。リフレーミングの一例ですが，「この状況に対して他にどんな見方がありうるだろうか？」と自問してみてください。この問いを発することで，よりコントロールしやすく，有用で，耐えるのが楽な視点から状況を見る余裕が生まれます。一つの状況は，どの視点が正しいかは別として，常にいくつかの視点から見ることができます。ワインを注いだグラスは，半分入っていると見ることも，半分空になっていると見ることもできるように。

ストレス下にあると，視野が狭くなり，一方向からしか物事が見えなくなるのです。状況をリフレーミングすれば，状況を異なった見方で考えることができるようになります。頭の中に最初に浮かんできたことに加えて，別の説明を見つけ出して心のストレッチ体操をしましょう。物事の見方を変えることによって極端な思考から生じた反応を和らげることができるというのは，極めてありふれた現象です。

その信念は役に立つのだろうか？

状況の結果ばかりに気を取られると，信念がいかに正しく重要なことであるかどうかに関わりなく，その中にはあまり役に立たないものもあるのです。例えば，ある外科医が「もし失敗したら，患者さんは死に，家族はひどいショックを受けるだろう」と言ったとします。しかし，この独り言は正しいでしょうか。あるいは意味のあることでしょうか。否です。外科医に，手術が失敗した場合の最悪のシナリオなど期待しているわけではなく，手術の段取りに神経を集中してもらいたいというのが家族の真情でしょう。別の言い方をすると，「もし〜としたらどうなるか」式の考え方はあまり有益なものではありません。思考が役に立つかどうかという観点は，完璧主義あるいは不確実性に耐えられないことからくる信念に対処する場合に特に有効な手段となります。

確実性を求める気持ちに打ち勝つ戦略の一つは，その信念が実際，どれだけ役に立つか自問してみることです。もし，地下室を片付けていてキャット・スティーブンス[11]の古いレコード，レッグウォーマー，愛用していたビーズのネックレス，遊び着などがびっしりと詰まった箱をみつけたらどうしますか。もはや取っておいても役に立たないと気付いて捨て去るのではないでしょうか。ネガティブな思考も同様です。取っておく価値があるか自問すれば容易に捨てることができるでしょう。ネガティブな思考が役に立つかどうかチェックする簡単な方法をいくつか挙げておきましょう。

- Xを信じることはどの程度有益か？

10　訳注：黄金律（Golden Rule）マタイ福音書「汝が欲するところを人に施せ」

11　訳注：ロンドン生まれのシンガーソング・ライター，1947-1979

- 過去に他の不確実な出来事に耐えられた経験があっただろうか？　もしそうなら，このことにも耐えられるようになるのではないか？
- この先起こることに確実性を持てないなら，自分の信念が役に立たつかどうかを試すことで，未知なことにも少しは耐えられるようになるのではないか？

予想の正確さをテストする

上の3つの方法を使ってストレスとなっている信念に挑戦する練習をしたら，さらに自分の予想の正確さをテストするという方法でこの信念に打ち勝ちましょう。この方法は「現実性チェック」とも呼ばれます。

まず，ある状況で何が起こるか予想してください。例えばスピーチをしなければならないという状況です。あなたは聴衆の前で話すのが苦手です。スピーチの冒頭ではちょっとした冗談を言って場を和ませるのが定番ですが，自分はきっとはずしてしまいしらけた雰囲気になると思っているからです。では，あなたの予想をできるだけ具体的に述べてみましょう。「冒頭のジョークは面白くないだろう」となります。それでは次に，予想が実際に起こったかどうか確かめてください。予想は当たったか，「冒頭のジョークはつまらなかったか？」と自問します。結果は，「実際はそうではなかった。皆なそれなりに笑ってくれた」ということになります。

ストレスとなっている思考や信念がなかなか消え去らない理由の一つは，自分の憶測が本当になったかどうか振り返って確かめる機会を人は決して持とうとしないということにあります。ちょっと現実性チェックを行えば，集めた証拠の大部分はストレスとなる一連の思考を裏付けるものではないと気付くはずです。このような方法を何度も繰り返すことによって，ネガティブな思考という悪い習慣に打ち勝つもう一つのスキルを身につけることができます。

現実性チェックの例をもう一つ挙げましょう。今日あなたは最終報告書に誤りがあるのを発見したとしましょう。しかし，上司にそのことを言うのは気が進みません。それは，上司につまらないことでケチをつける奴だと思われるのを心配しているからです。上司に話すことを考えると，少し胃がむかつきます。「ミスを指摘する」という問題が「ケチをつけていると思われる」ということにつながるという信念をチェックする方法は簡単です。構わないから報告書の問題箇所を上司に見せるのです。その後で，何が起こったか考えましょう。結果は予想どおり悪いものでしたか。ケチ付け屋と受け取られましたか。上司はあなたの指摘で気を悪くしましたか。上司は問題を聞いてその内容を理解しましたか。ストレスとなるあなたの思考は現実のものとなりましたか。人は信念をテストすることをあまりしません。なぜなら，自分の信念をチェックしようと思ったら，ストレスとなる思考が確かなものかどうかテストするためにまた別のストレスを背負い込むことになるからです。

アメリカン・フットボールのビルズ対ドルフィンズ戦を観るためにテレビの前に集ま

っていると想像してください。あなたはビルズが勝つことを確信しています。キック・オフの時点でビルズが勝つと予想しても，最終スコアは試合が終わらないとわかりませんね。月曜日の朝に友人と話している時に，ビルズがその日の晩の試合で勝つという自分の予想が正しいとは必ずしも思わないでしょう。それはあくまで予想だからです。予想は最終得点と照らし合わせて検証すべきです。皆さんは，日々の出来事に対してもこれと同じ思考上のスキルを適用するだけでいいのです。

あまり愉快でない出来事について自分の信念をチェックすることによって，自分の予想が実際の出来事よりもはるかに誇張され恐ろしいものになっていることに気付くでしょう。最初のうち自分の予想をチェックするのに少し戸惑うかもしれません。しかし，ストレスとなる思考や信念というものは概して不正確な憶測にすぎないということを証明する上で大変効果的な方法です。また，現実性チェックは，客観的証拠を見て大局的に物事を捉えることがいかに大事かということも教えてくれます。ストレスとなる思考を打ち消す客観的証拠を集めるという方法を身に付ければ，将来同じようなタイプの状況に直面した時，よりストレスを感じず，自信を持って対応できるようになります。

簡単な練習で予想のチェックをする

簡単な練習によって予想の正確さをテストしてみましょう。もし「友人に『ノー』と言ったら友情を失いかねない」という信念をテストしたいのであれば，断るのが簡単なことから「ノー」と言う練習を始めましょう。

- ***計画と予行演習***　あらかじめ，何を言い，どう行動するかを考えておきましょう。前もってリハーサルをしましょう。友達に計画の見直しを手伝ってもらうのもいいでしょう。
- ***合理的に考える***　何か新しいことを始める時，人はぎこちないものです。自分を変えるのは難しいことです。最初からテストが完璧な効果を発揮するとは思わないでください。それぞれの段階でうまくいったら自分を褒めてあげましょう。
- ***自分自身と契約を結ぶ***　特定の日と状況を決めてテストを実施するという誓いを立てしましょう。そして続けましょう。
- ***結果を評価する***　何が起こったか検証しましょう。何が起こると予想しましたか？　実際に何が起こりましたか？　テストの結果はどうでしたか？　ストレスをもたらしていた信念は間違っていたと証明できましたか？
- ***根気よく続ける***　訓練はストレスをもたらす信念を変える鍵です。最初のうちはぎこちなく，難しいと感じる訓練も，練習を続ければ次第に容易になります。

さあ，あなたの番です

さあ自分自身の水面下に隠れているものに接近しましょう。核となる信念を具体的に特定するためには，それ専用のワークシートを作って検証してみるのがお勧めです。継続的に観察していて何か一定のパターンが見えてきたでしょうか。ある考えが何回も何回も浮びあがってくることはありませんか。その考えには，「すべて完璧にやるべきだ」とか，「問題が生じたなら，私は解決できるはずだ」といった共通のテーマが含まれていませんか。

胃腸症状の悪化などさまざまな問題をもたらすストレスに関連していて，日頃隠れている信念を調べるため，「核となる信念に挑戦するワークシート」を用いましょう（記入例は114頁に載せてあります。174頁には未記入のワークシートを載せてあります)。

「核となる信念に挑戦するワークシート」の様式は，以前既に記入済みの「思考追跡ワークシート」に似ています。このワークシートの主な違いは，自動思考を特定し，それを踏まえて隠れていた核となる信念を明らかにするというところです。以下に，自問自答方式で自動思考から核となる信念までを導き出すのに役立つヒントをいくつか挙げておきます。

1．自問自答してネガティブな思考の筋道をたどる。
- もし仮にXが真実であるなら，それが自分にとってどんな意味があるのか？
- もし仮にXが真実であるなら，なぜ自分にとってそれほど悪いことなのだろうか？

2．このような質問をしたら次に，個別の具体的な思考から，自分自身を人としてどう見ているのか，他人あるいは世間一般をどう見ているのかといったより広い観点で捉えた自分の信念や態度の記述に移りましょう。

3．必ず思考に焦点を当ててください。質問の答えとして情動や身体症状を記述しないでください。例えば，「交通渋滞に巻き込まれたら，それは私にとって何を意味するのだろう？」という質問には，「私は怒り出すだろう」という言葉で回答したいという誘惑にかられるかもしれません。しかし，この回答は，情動（怒り）であり，思考ではありません。信念を特定するのに役立つ「思考」上の反応ということであれば，答は「もし渋滞に巻き込まれたら，しようと思っていたことができなくなることを意味する」となります。情動ではなく思考に焦点を当てることによって，次々と自動思考を生み出す核となる信念を明らかにするという目標に近づいていくことができます。

4．答の核心となる意味を見つけ出しましょう。その際，完璧主義，認められたいという欲求，自分でコントロールできるという幻想という3つの核となる信念のうち，少なくともどれか一つは当てはまるのではないかという視点でみてみることです。例えば，「しようと思っていたことができなくなることを意味する」という思考の下に潜んでいる核となる信念は何でしょうか。正しい答は，完璧主義あるいはコントロールできるという幻想のどちらかということになります。完璧主義の信念を持っている人，あるいは実際よりも状況をもっとコントロールできるはずだと思っている人は，妨害にあって目標にたどり着けない場合に非常につらい思いをします。

5．ネガティブな思考を克服するため，もっと役に立つ他の考えがないか検討しましょう。例えば上の例で言えば，「しようと思っていたことができなくなることを意味する」という思考を別の思考に置き換えるには，以下のような質問に答えていけばいいでしょう。

- その状況について，別の見方はないだろうか？
- それは本当に世の中で最悪の出来事だろうか？
- この問題は人生の一部として受け入れるべきではないだろうか？　しょせん，人間は常に目標にたどり着けるわけではないのだ。
- 同じ状況で悩んでいる人が他にいたら，どうやってその人を励ますだろうか？
- 状況をコントロールできると過信しすぎていないだろうか？
- このように考えることはどれくらい有益なのだろうか？
- 何が起きてほしいかはさておき，本当に何かできることはあるのだろうか？　何もできないとすれば，できるのはそれを受け入れるか，諦めるかのどちらかではないのだろうか？　他の選択肢はないだろうか？
- たとえ最悪な事が起こっても，いずれ過ぎ去り終るものだと思えるだろうか？あるがままに受け入れられるだろうか？

ステップ9　やることリスト

- □ さまざまな問題に対処するために「問題解決ワークシート」を使いましょう。
- □ 身体症状を悪化させるストレスを生む信念に打ち勝つため，「核となる信念に挑戦するワークシート」を埋めましょう。
- □ 「IBS 日誌」を書き続けましょう。

核となる信念に挑戦するワークシート

状況 (1)	思考 (2)	思考が正しいとすれば，それは自分にとって何を意味するのか？ (3)	核となる信念のタイプ ・完全主義 ・コントロールできるという幻想 ・認められたいという欲求 (4)	他の思考 ・立場の入替え ・リフレーミング ・思考の有用性 (5)
留守電をチェックしたら，友人からの頼み事が入っていた。その用事の負担が重い。	全てをやり遂げる時間はありそうもない。 しかし，頼まれたことは何でもしないと気が済まない。	「ノー」と言わざるを得ない。 人々は失望するだろう。 友人は，私は頼りにできないと思うだろう。 彼らは私を見下すだろう。	認められたいという欲求	全ての時間を他人のために費やすことはできない。 友人がどう考えるかを予想しても役に立たない。 立場が逆なら友人は判ってくれるだろう。

ステップ 10
自分にとって効果的な手法を見極めましょう

サンディの最も年下の弟のジムが失業した時，ジムはサンディに車の修理代を出してほしいと頼みました。二人は仲が良かったのですが，サンディは，ジムには無責任なところがあり困ったことがあると助けてほしいと頼ってくる傾向があるのを知っていました。ジムからお金がいると聞かされた時，不安から来るいつもの心の痛みとともに胃のあたりが締め付けられるように痛くなりました。「もし私がお金を出さなかったら，誰が出してくれる？」サンディの他の兄弟は必要のあるときにお金を出してくれたためしがありません。いつもジムを助けるのはサンディの役目でした。「ジムはきっとお金を返してくれず，車の修理に必要だという 100 ドルは全てパーになるだろう。そしてお金を返してくれないとすれば，今週の金曜日のサッカーキャンプのお金が無くなってしまう。息子をがっかりさせてまで弟をもう一度助けてやらなきゃいけないのかしら。息子は冬の間ずっとこのキャンプを楽しみにしていたのに。どうして私の家族はいつも私にお金を頼るのだろう」。

いつもサンディはストレスが悪循環に陥ってコントロールできなくなり，不安と下痢の発作を覚えるのでした。しかし，それはほんの最初の反応です。自分の身体症状が出たらそれをサインとして症状をコントロールする方法を用いればいいということに気が付きました。「待って！」と彼女は考えました。「きっと別の方法があるに違いない」。

今やサンディは，自分は何を学んできたのか，一生懸命に励んで身に付けたこれまでの好ましい変化を保つのに今必要なことは何なのかを確認する時です。あなたにとっても同じこと，学んだことを活かす好機到来です。この一連のプログラムのはじめの方のステップでは，体の緊張を作り出す身体の変化をコントロールするために弛緩法を用いることに焦点をあてました。呼吸法と深い弛緩を得る方法を学ぶことからプログラムを始めました。どんな方法であれ，習得するには時間がかかります。練習また練習あるのみです。

次に，IBS の症状を悪化させる心理的緊張をコントロールするいくつかの戦略を学びました。最初のスキルのセットは，強いストレス状況において，「結論への飛躍」と

「大げさに考える」ことをやめるのに役立つものです。すなわち，自己破壊的思考の確からしさを疑いの目で分析し，より建設的な考え方に置き換えるという方法です。第2のセットは，未解決であることがストレスの元となる実際の問題に対処する能力を向上させる方法でした。

こうした方法をいろいろ練習していると，多分，さまざまな方法の中でもある方法は他の方法よりもより効果があることに気付いたはずです。代替案を探して論理的に考えることが特に役に立つと思う人もいれば，問題解決法と立場を入れ替える方法を好む人もいるでしょう。こうしたさまざまな技法をうまく組み合わせて自分にとって最も効果的な戦略を具体的に特定し，毎日の日課として取り入れましょう。次頁のボックスにこれまで学んだ戦略を載せてあります。数分間の時間を取っておさらいしてみましょう。自分の好みに合うものはどれかよく考えて見ましょう。

もし症状が改善されないなら

腹部症状に顕著な改善がみられないとしても，落胆しないでください。症状をコントロールできるようになるには時間がかかります。この本で勉強している人は，何年にも亘って症状で悩んでいるという訳ではないにしても，おそらく数カ月は続いているはずです。もし各ステップを勉強している最中ということであれば，効果が目に見えるようになるまであとひと月やふた月はかかると思ってください。しかし，こうした方法を使い続ければ，勝算は十分にあり，あなたはきっと報われます。

ワークシートの記入を続けると，腹部症状に影響を与えている具体的な要因を特定することができるようになります。また，時間の経過とともに腹部症状のパターンに変化が見られたら，過去から改めてワークシートを見直してみたいと思うようになるでしょう。

症状をコントロールしようと努力していると，引き続き技法自体も向上します。ある手法が他の手法よりよく効くということであれば，思い出してください。きっと，その手法を学び始めた時はえらく苦労したはずです。苦労した分，今報われているのです。さらに症状をコントロールする技法に磨きをかけていけば，そのうちほとんど自動的できるようになったと感じることでしょう。

このプログラムを使っていると，定期的に自分の戦略を見直す方が良いと気付く人もいるでしょう。ほんのわずかな時間をさいて数カ月に一回見直すことで，症状が再び悪化しても将来の深刻な問題に発展するのを防ぐことができます。予め3カ月毎に次のような活動を予定しておくといいでしょう。

- **弛緩訓練**　2日間とって，弛緩のための各種手法を改めて復習しましょう。これにより，自分が引き続き深い弛緩状態を作り出せることを確認できます。
- **症状の追跡**　数週間の間，「日々のストレスワークシート」を用いて症状を記録しましょう。どんな症状のパターンが出ても，コントロールするよう試みましょう。これにより，状況への自分の反応の中で特に注意すべきものが何か，修正のために取るべき行動は何かという情報が得られます。

- ***パート1をもう一度読む***　パート1では腹部症状がどのようにして悪循環に陥りコントロールできなくなるかということに焦点を当てています。将来起こる症状を予測し，それをコントロールするのに役立つものです。10週間で10ステップのプログラムを続けてきたわけですから，あなたの症状は10週間以上は続いているはずです。したがって，この部分を1度や2度通読しても症状についての理解が十分得られないかもしれません。症状が思考や行動を制御する自動的方法となる前に，症状の詳細を述べたパート1を何度も読んでしっかり理解することが必要です。

自分に効果のある手法を見極めましょう

以下に挙げる数々の手法を改めて評価し，どの方法が自分にとって有用か点数化してみましょう。試す機会の無かった方法は飛ばして結構ですし，独自の方法を追加しても構いません。

		身体的緊張のマネージメント				
解説ページ		有用でない		有用		非常に有用
38	「ＩＢＳ日誌」	1	2	3	4	5
42〜43	呼吸の仕方	1	2	3	4	5
45〜55	各種弛緩法・「リラックスワークシート」	1	2	3	4	5
	独自の方法	1	2	3	4	5

		心理的緊張のマネージメント				
解説ページ		有用でない		有用		非常に有用
74〜77	ネガティブな出来事が起きる確率を考える	1	2	3	4	5
76〜78	「日常の思考ワークシート」	1	2	3	4	5
79〜80	別の見方を探す	1	2	3	4	5
85〜87	「大げさに捉えるのを防ぐワークシート」	1	2	3	4	5
89〜92	「思考追跡ワークシート」	1	2	3	4	5
98〜102	「問題解決ワークシート」	1	2	3	4	5
110〜111	予想の正確さをテストする	1	2	3	4	5
112〜114	「核となる信念に挑戦するワークシート」	1	2	3	4	5
	独自の方法	1	2	3	4	5

症状がぶり返したら

いつか，あなたの人生に何かしら変化が生じ，そのために症状が再燃するかもしれません。例えば，仕事や家庭で，ストレスが増えたり，スケジュールが激変したりするかもしれません。また，何か他の要因によって腹部症状が変わることもあります。絶望しないでください！ 最初に腹部症状をコントロールできるようになるよりも，一度コントロールを失って再びコントロールを取り戻す方が，容易なのです。

早期に手掛りを突き止める

早期に問題に取り組むことがなによりも大切です。腸の症状は，しばしば状況，考え方，身体感覚，情動によって引き起こされる連鎖的な出来事の一部であるため，できるだけ早期に手掛りを突き止めることが重要なのです。あたかも著しく不利な状況に追い込まれた苦しい戦闘のように症状をコントロールするのが難しくなる前に，行動に移りましょう。

腹部症状の治療は，庭の雑草を抜くのに少し似ています。雑草の根まで速やかに掘り出すことができれば，それだけ生えにくくなります。手掛りを早く突き止めるには，あなたを最も悩ませている特別な状況または条件について考えることです。IBSの患者さんの多くは，ある特定のリスクの高い状況で症状が悪化する傾向があります。例えば，買い物，映画館，車の運転，集会への参加，仕事の締め切り，仕事上の新しい責任，葛藤，健康上の心配などです。また，不安，欲求不満などの強い情動がアキレス腱となっている人もいます。ひとたび，どのような特定の状況がつまづきの元となるかが分かると，それを観察し，克服する戦略をみつけることができるのです。

プログラムに取り組む

一般の人にも胃腸の問題は極めてよくみられることですから，IBSの人に時々症状が再発することも当然あり得ます。思い出してください。IBSでない一般人でも，3人に2人はストレスが多い状況で何らかの腹部症状を経験します。ですから時々胃が痛むからといって，その人が病気であるということを意味するわけではありません。あなたがどのように症状に反応するかによって，一時的な悪化で済んでしまうか，慢性化するかに分かれるのです。

高度のストレスや激変がたびたびあるとすれば，腹部症状が悪化する可能性が極めて高い危険な兆候と言うことができるでしょう。高速道路で「減速！」の標識をみた時と同じように，高度のストレス状況には即座に対処する必要があります。少し立ち戻って，次のように自問してください。今何が起きつつあるのか。一体どんな状況が自分をたった今このように反応させているのか。こうした自問自答で得られた情報を手掛りとして，どんな戦略に的を絞るか判断してください。

身体の緊張の高まりを感じていませんか？　弛緩法を行ってみましょう。何か特定のことに緊張し，心配していませんか？　その特定のことがわかれば，多分，建設的に考えるための良い手掛りになるでしょう。圧倒され，降参したい気分ではありませんか。人生のバランスを少し回復するため，問題解決法を試してみる良い機会です。

あなたは既にIBSをより効果的にコントロールする方法を身につけていることを忘れないでください。もし技が少しなまったなと思ったら，もう一度本書の関係する箇所をおさらいし，技を磨けばいいのです。一から全てをやり直す必要はありません。

健康的態度を保つ

再発した時にあなたがどのように対応するかで長期経過は変わってきます。もし弱気になって，あきらめ，自分を落伍者と思うようになったら，腹部症状のコントロールを取り戻すのは難しくなります。しかし，再発を学びなおす良い機会と捉えられるのであれば，何が以前と変わったのかを吟味し，コントロールを取り戻す方法を試してください。少し後退することがあったとしてもそれは一時的なものに留まるでしょう。

これからもずっと本書を携えてください

本書を読むことによってIBSをコントロールする多くの方法を学びました。まず，腹部症状を引き起こす身体的緊張をコントロールするための弛緩法を学びました。次に，腹部症状を悪化させる心理的緊張をコントロールする方法も学びました。

今，IBSの治療計画の10ステップを完了しました。腹部症状をコントロールする自分の能力に対し，自信が高まったことでしょう。必要に応じ本書を常に参照してください。忘れないでください。優れた方法を身につけることによって，IBSにコントロールされる状況を脱し，自分自身でIBSをコントロールできるようになったのです。

幸運を祈ります！

パート3

食事と薬剤
－セルフケアのために－

読者のほとんどの方は，10のステップからなる治療計画を学んで，IBS症状をコントロールする方法を理解できたことでしょう。そして，さらに食事や服薬の習慣を変えることで，スキルの有効性をさらに高めることができます。パート3では，IBSのコントロールにおける，食事と薬剤の役割を説明します。IBSと診断されて間もない場合，あるいは行動療法的なスキルだけでは十分にコントロールができない複雑な症例の場合であっても，自分に合った治療法を見つける上で有用な情報になるはずです。パート3ではIBS治療における食事の役割について，わかりやすく，簡便に解説しています。再燃した症状に対して速やかに最大の効果が得られるよう，食品における最も正確で，最新の情報を提供します。また治療薬の章では，下剤，鎮痙剤，さらにIBSの治療薬としての新しいセロトニン作動薬まで，IBS治療に用いられる最も一般的な治療薬についての重要な情報が記載されています。本章では，異なった種類の治療薬がどのように作用するか，また，効果と副作用について，さらにIBS症状をうまくコントロールできた治験に関して，偏りのない，科学に基づいた情報を提供します。本パートでは，食事と薬剤についてのすべてが手軽にまとめられており，すべてが網羅されています。

IBS をコントロールするための食事の役割

トムは30歳で，地方の有名なロックバンドでリードギターを担当しています。彼は思い出せないくらい前からIBSの症状があります。便秘の症状はこれまでどうにか耐えられる程度におさまっていましたが，この4カ月ほどは悩みの種となっていました。排便は週3回までで徐々に減少し，十分に満足できる排便はそのうち一度だけになりました。何度も便意があるにもかかわらず，十分に排便できていないと感じました。便秘に加えて，腹部膨満感，しぶり腹，胃の痛みが仕事の妨げになりました。トイレにこもっていたために，クラブへの到着が遅れたことは，一度や二度ではだけではありませんでした。他のバンドメンバーにあまりに迷惑をかけるので，彼は胃腸科を受診し，重大な病気でないか調べるためにさまざまな検査をおこなった後で，IBSと診断されました。最初の治療として，主治医は食事の簡単な変更について数多くのアドバイスをしました。その結果トムの症状は改善しました。IBSを完全に治療することはできませんでしたが，初めの1年で，徐々にしぶり腹が軽減し，排便回数が増加するのを実感することができました。

本書では，IBS症状のコントロールを達成する方法を身につけるための工程表を提示してきました。すなわち，症状を悪化させる自己否定的な考えや行動に打ち勝つ10種類の認知行動療法の手法を示して来ました。この本に従って訓練していけば，より効果的にIBSの症状をコントロールするゴールに近づくことができます。

ここではIBSをコントロールするというゴールに結びつく他の方法，つまり食事の調整について紹介します。トムのように食習慣に着目してライフスタイルを変えていくことで症状のセルフコントロールすることが，他の方法よりも有効で，症状の改善に結びつく人もいます。アメリカでは，まず初めにIBSの患者さん，特に軽症例に対しては，食習慣の変更を提案することが，最も一般的です。その理由は，食習慣の変更は，お金がかからず手軽であり，多くの患者さんでは症状が発生するタイミングと食物との間に強い関係があるからです。症状が改善することと食事内容は強く関連しています。

食物の摂取と症状が関連していることから，IBSの患者さんは，自分の病気をある食べ物や原料が自分の体質にあっていないために引き起こされる，疾患ととらえることがよくあります。確かに食物によってさまざまな好ましくない反応が生じることがあります。食物アレルギー，食物不耐，食物への嫌悪感などです。このような用語はしばしば，同義的に使用されます。しかし，それぞれの用語は原因，徴候，症状，治療などが異なった独立した医学的状態を示していることから，混乱を招く可能性があります。本章の目標は，これらの用語の意味やIBSとの関係，特別な食物や原料がどのように消化器症状の引き金となるのか，そして，食事の変更がIBSの症状のコントロールの一助となることを皆さんに理解していただくことです。

食物アレルギー

食物アレルギーは，通常問題となる食物のたんぱく成分によって引き起こされます。蛋白質は，筋肉や骨，皮膚，毛髪などや，多くのその他の組織のもととなります。食物アレルギーのある人の場合，いくつかのたんぱく質が消化されず，そのまま腸管から吸収され，それが血流に入ると免疫系が誤って，それを有害な物質（抗原）と認識して，体を守るために，（ヒスタミンのような）化学物質の銃弾を浴びせます。これら化学物質の放出は広範な症状を引き起こします。例えば，唇や舌，のどの腫れ，喘鳴，嘔吐，嘔気，頭痛，胃痛，腹部の痙攣，痒いじんましんなどです。重症例では，アレルギー反応の一つであるアナフィラキシーショックになることもあり，急激に血圧が低下し，血液流から水分が急激に失われ，重症の浮腫を引き起こし，気管の組織は劇的に腫脹します。それによって，窒息や肺の虚脱[12]に至ります。アナフィラキシーショックはすぐに処置を行わないと，死に至ります。食物アレルギーの症状は，食後，また，アレルゲンとなる食物に触っただけで，数分後から2時間以内に起こり得ます。症状は軽症から重症まで幅があり，反応を起こすきっかけとなる食物の量に関しても人それぞれです。もし，医師がアレルギー反応を疑う場合には，原因となる食物そのものに加えて，それを含むすべての食べ物や飲み物を避けるよう指示します。

食物アレルギーは子供に多く，多くは学校に入る年齢までにはアレルギーが消失します。子供の食物アレルギーの原因になりやすいのは，牛乳，卵，小麦，大豆です。成人ではパターンはやや異なり，最も一般的な食物アレルギーとしては木の実（アーモンド，くるみ，ペカンナッツ[13]，など），魚，貝，ピーナッツなどです。専門家によれば，成人の1～2％程度が食品のこのような成分にアレルギーを持つとされています。

食物アレルギーを有する割合が，一般人口と比してIBSの患者さんで多いかどうかについて研究が行われています。ある研究では，食後まもなくしてIBSの症状が出現したことから，IBS患者さんの30％で食物アレルギーの存在が疑われ，どの食物成分

12　訳注：肺の空気が抜けてしぼんでしまった状態のこと

13　訳注：クルミ科の落葉高木の実。脂肪が多い

がアレルギー反応の原因となるかを決定するために，一般的なアレルギーテストが行なわれました。その結果は，わずか1～5％の症例が陽性となっただけで，IBSの患者さんにおいて食物アレルギーが存在する頻度は，一般成人とほぼ同程度でした。他の研究では，50％以上のIBS患者さんでアレルギーテストが陽性であったとしていますが，アレルギーテストで陽性となった食品は，症状の原因となった食品とは異なるものでした。結果が陽性であるからといって，問題の食品に対して本当のアレルギーがあるとは言えないため，この検査結果のパターンは，いわゆる‘疑陽性’です。もしあなたがアレルギーテストで陽性が疑われたとしても，IBSでは珍しいことではなく，必ずしも本当に食物アレルギーがある訳でもなく，胃の症状の説明になる訳でもないということを覚えておいてください。

食物不耐

食物不耐は，食物アレルギーと似た症状があり，食物反応としてひとまとめにされることが多いのですが，アレルギーとは異なった原因で生じます。食物アレルギーが免疫システムによる食物に対する異常反応であるのに対して，食物不耐は消化の段階における，化学物質の欠損が原因でおこることが多いのです。食物不耐がある人では，問題の食物を消化可能な物質に切断する酵素が欠損または欠乏しています。不消化の食物は消化器系に残り，腹部膨満感や痙攣などの症状を引き起こします。そのほかにも，食物アレルギーと食物不耐は異なる点があります。食物アレルギーを有する人は少量の食物でも身体症状を起こす原因になることがあるのですが，食物不耐では‘用量依存性’，すなわち食物をある程度多く摂取するか頻回に摂取しないと身体症状を起こさないことが多いのです。例えば，乳糖に対して不耐のある人は，コーヒーにミルクを入れて飲んだり，牛乳をコップ１杯飲んでも問題は起こりません。しかし，一度にコップ数杯の牛乳を飲むと具合が悪くなります。しかし，牛乳アレルギーのある人たちは，乳糖不耐症の人が症状を起こさないような，少量の牛乳または牛乳製品を摂取しても消化器症状が起こります。

乳糖不耐症

食物不耐で最も一般的なのは乳糖不耐症で，アメリカ人の25％が罹患しています。パート１で学んだように，乳糖不耐症の人は，消化管で乳糖の消化を助ける酵素である，ラクターゼの量が欠乏しています。そのため，胃の痛みや下痢などの症状を起こすことなく牛乳や牛乳製品を消化するのが困難になっています。症状の重症度はさまざまな原因に起因しており，どれくらいの量の乳糖に耐えられるかということや，年齢，乳糖消化率，民族性などがあります。乳糖不耐症の割合は，白色人種以外で非常に高いことが知られています[14]。IBSは乳糖不耐症が原因であるという指摘に対しては，反論として，乳糖不耐症の割合はIBSの患者さんと一般人口で同程度であることが挙げられます。

また，乳糖不耐がないにも関わらず，乳製品に反応するIBSの患者さんもいます。あなたがもし，IBS症状をコントロールするために乳製品を制限するとすれば，栄養バランスのとれた他の食材から，十分なカルシウムを摂取するように心がけた方がよいでしょう。乳製品を避けたり大幅に摂取を制限すると，強い骨を作り維持するために重要で骨粗鬆症を予防する，カルシウムといった，いくつかの鍵となる栄養素の摂取が制限されることになります。

フルクトース・ソルビトール不耐症

一般人口における割合は少ないのですが，フルクトース，または，ソルビトールによる甘い食品に対する不耐症の人がいます。フルクトースは果糖として自然に存在し，キャンディーやソフトドリンク，果物ジュース，はちみつ，ジャムなどに甘味料として用いられています。果糖と呼ばれるのは，さくらんぼや乾燥なつめ，ヤシの実，ぶどうといった果物に含まれるからです。フルクトースは，ビート[15]やたまねぎ，アーティチョーク[16]などの根菜類や小麦にも含まれます。かなりの量を摂取するとフルクトースは下痢やガス症状，腹部膨満感，お腹がごろごろするなどの消化器症状を引き起こす可能性があります。一般の人と比較してIBSの患者さんでは消化器症状がより重度になるとしても，フルクトース不耐症の発症頻度は変わりません。したがって，フルクトース不耐症がIBSを引きおこすとは言えません。しかし，IBS患者さんのなかには，炭酸飲料や果物ジュース，スポーツドリンクなど，フルクトースが多く含まれる飲料が下痢の原因と特定されている人もいます。

ソルビトールは，多くのダイエット食品，すなわち無糖のキャンディー，ケーキミックス，シロップ，その他の食品に砂糖に代わる甘味料として用いられ，咳シロップ等の医薬品にも用いられています。ソルビトールは，完全に体に吸収されないため，通常の砂糖より低カロリーです。したがって，吸収されないまま大腸まで到達し，腸内細菌が分解することで，ガス症状や腹部不快，さらに下痢を引き起こします。一般の人の約半数は10 g以下のソルビトールで胃の症状を経験します。また，IBSでは症状が増悪する人もいるかもしれませんが，ソルビトールはIBSの原因とはなりません。

食物嫌悪

もし，IBSの原因が食物アレルギーでも化学物質の欠乏で起こる食物不耐症でもないとすれば，食べたものに対する胃腸の反応についてどう考えたらいいのでしょうか。

---

14 訳注：日本人の乳糖不耐症は約50 %

15 訳注：アカザ科。大根に似た紡錘形の根をもつので大根とは別種。根の汁から砂糖（甜菜糖）がとれる。日本では主に北海道で栽培され，甘菜・甜菜とも言われる

16 訳注：キク科。和名はチョウセンアザミ（朝鮮薊）。若いつぼみを食用とし，でんぷんに富んでいる。食感はいもに似ている

いくつかの最も一般的な食物反応は，‘組み込まれた’ 生理的反応ではなく，さまざまな要因が結びついた結果です。これらの要因とは，あなたの学習経験，体質，社会環境，信念，食事，そして，生物学的な性質―すなわち，腸管の過敏性，または，脳内のセロトニンレベルのような神経伝達物質のバランスなどです。（セロトニンと IBS に関するより詳しい情報は次の章を参照。）これらの要因の組み合わせは，食事に対する好みや反応に対して相互に影響し合っています。

強力な影響力を持つものの一つとして，学習経験があります。もし，温かい，やわらかい，甘くてべとべとしたチョコレートブラウニーのような特定の食べ物を好み，満足を感じると，チョコレートブラウニーは好きだという学習された好みが形成されます。また，逆も真なりで，もし，チョコレートブラウニーを食べた後に下痢になった場合，それを摂取するのと下痢が起こったのは偶然であったとしても，ブラウニーと胃の問題が関係しているのではないかと考えるでしょう（ブラウニーの成分のせいでないとしても）。これは，学習によって習得された反応で，食物嫌悪と呼ばれています。食物嫌悪が強いと，ブラウニーの匂いを嗅いだり思い出しただけで，食べた時と同じように胃の具合が悪くなることがあります。食物嫌悪は，パート 1 で紹介した，‘闘争・逃避’ の防御反応に類似した一種の重要な生存メカニズムです。食物嫌悪を生じさせる能力によって，我々人間は，例えば毒イチゴのような摂取後長く毒性が残る有害な物質を避け，栄養のある食品を選択することが可能となります。もし，食べてはいけないような危険な食物を学習する能力がなければ，人間は害になるようなものを食べてしまうことになります。しかし食物嫌悪は，多くの場合，生命の危機とならない，あるいは，身体的に危険ではない食品について ‘過剰学習’ をしてしまうことから生じます。食物嫌悪は，毒の含まれていない食物，例えばクリーム，バター，チーズがたっぷりのパスタソースであるアルフレドソースのフェットチーネをボール一杯食べるとか，小麦粉を薄くのばして焼いたトルティーヤ[17]にスパイスの効いた豆をまいたブリトー[18]をお腹いっぱい食べるといった結果として生じます。しかし，昨年の感謝祭の時の食べものが冷蔵庫に腐った状態で残っているのを食べるというような，生存上の危機に関係する問題とは根本的に異なります。

食物に対する学習履歴は，なぜ IBS の患者さんにおいて症状の引き金となるような食物に大きな幅があるのかを説明するのに役立ちます。ある人たちにとっては，スパイスのきいた，または脂肪分が多い食事を摂ることは，確実にトイレに行くことにつながります。また，キャベツやブロッコリー，芽キャベツといった生野菜が引き金となる人もいます。これらの食物を問題なく摂取できても，炭酸飲料やカフェインが入ったもの（チョコレート，紅茶，コーヒー），また，ソルビトールやフルクトースが入った甘い食

17　訳注：すり潰したトウモロコシから作る，メキシコ，アメリカの伝統的な薄焼きパン。
現代では小麦粉から作られたものもトルティーヤと呼ばれる

18　訳注：小麦粉で作られたトルティーヤに具材を乗せて巻いた料理。ブリートとも呼ばれる

べ物を食べると調子が悪くなる人もいます。沢山の異なる食物が異なるIBSの患者さんに影響を与えるため，症状を起こす食物を特定することは単純ではありません。しかしながら，簡単にあなたのライフスタイルにとり入れることができ，症状の抑制を維持できるような食物のガイドラインがあります。

食物嫌悪に影響をおよぼす，もうひとつの要因として腸管過敏性があります。IBSの症状のある人は，食物のような刺激に大変敏感な腸管システムをもっているため，IBSがない人と比較して，食後により早く腸管の収縮を起こします。この刺激された腸管反応（胃結腸反射と呼ばれます），特に，体への侵害刺激に対する体の変化に敏感な人は，食物嫌悪になる準備が整っているということができます。この学習へのプロセスは，IBSの患者さんの一部においてみられる，症状の出現と特定の食事（例えば，こってりとしてガスを多く含んだ脂肪分の多い食物の摂取）のタイミングの間に認められることを説明する上で役立ちます。IBSは，食物アレルギーのような有害な食物への毒物反応ではなく，また化学物質の欠乏による食物不耐が原因でもありません。したがって，特定の食物を受けつけられず症状を発する理由の一部は，環境的，生物学的あるいは心理社会的なさまざまな要因によって生じる学習された食物嫌悪によって理解することができます。

除外食

食物と症状との関連を特定する一つの方法として，除外食を用いる方法があります。これは，症状が緩和されるまで，数週間，原因として疑わしい食品を食事から除外するものです。その後，その食品の再導入を開始して，数週間で用量を増やしていきます。もし，望ましくない症状が出現した場合には，その食物は食事から再び除きます。そして，他の食物を試す前に症状が消失するかを確認します。時間とコストがかかりますが，この方法によって，どの食物がどれぐらいの量で有害反応を起こすかがわかるようになります。除外食は食物耐性を特定するのによく用いられています。対象の食物が食事に再導入された時に症状が再発するとその人は食物に対して不耐性があると判断できるという考え方です。一度，問題となる食物が特定されると，あなたの主治医は，症状の再発を防ぐために食事を変更する方法をアドバイスするでしょう。除外食は，食事から疑わしい食品を除外するので，取り除きたいもの以外の栄養が確実に供給されるように，医師の管理下に行われることを推奨します。

一般的な方法に基づいた除外食は，IBS患者さんの場合，症状のきっかけとなる食物を特定するのに有用です。患者さんは，特定の食物が，食事の中から除外されたり，組み入れられたりすることで，症状が変動することに気づくことになります。しかしこれは完璧な方法ではありません。なぜなら精神的な要因が，食事の結果に影響するからです。例えば，健康に問題を起こすと患者さんが予想する特定の食物に対しては，より強くネガティブな反応を報告する可能性が高くなると考えられます。事前に患者さんが予想することは，ある食物を除外したことに対してポジティブな反応を示すかどうかについても同様に影響をおよぼすでしょう。言い換えると，特定の食物を摂取すること自体と同じくらい，その人がどう考えて食べるかということが，食物が体に対してどのような反応をするかということに影響をおよぼす可能性があるのです。また，時間の経過とともに症状が変化しやすい IBS の患者さんの場合には，除外食の結果の解釈が難しいという問題があります。IBS は非常に複雑であるため，ある期間の症状の変化は，必ずしも食事の変化の結果とは限りません。言い換えると，IBS の症状の発症は除外食の検査期間における食事の再導入によって起こっているのか，それとも，IBS の自然経過の中で起こったものかを区別することは困難なのです。また，IBS の患者さんの約半数は，少なくとも一つの食物に不耐性があると自己申告しており，乳製品と小麦が食物耐性として一般的です。

食事日誌をつける

食物に対するネガティブな反応は，どの食品または食品群が症状を引き起こすか，あれかこれかと探しているときに見つかることがほとんどです。具体的な方法としては，毎回の食事で何を食べたか，そしていつ症状があったかを記録する食事日誌をつけることです。そうすることで，食物と症状の関連を探る探偵になれるのです。食事日誌は，食物と症状の傾向を知る手掛かりとなります。175 頁にある様式は，食事と症状についての重要な情報を記録するためにデザインされています。

131 頁にある食事日誌の記入例では，ある人の一日の食事の例が示されています。175 頁の未記入の様式をコピーして，IBS の症状が始まった時にできるだけ詳しくその日の食事を記録してください。食事日誌を最大限に活用するために，以下のような基本的情報を記録する必要があります。

- *一日を通じてあなたが食べたものすべてをたどってください。*主な食事だけにしぼって記載しないでください。ドレッシング，チーズ，マヨネーズといった薬味，または，オフィスでつまんだドーナツのような，あなたが食べたものすべてを記録してください。本書のはじめで学んだように，ほんの一口の食品が，腸管に強いパンチを与えることは少なくありません。どのようなタイプの食物か，どのように調理されたものか（揚げたもの，焼いたもの，蒸したものなど），どれだけ食べたか（1/4 カップなのか 1/2 カップなのか），いつ食べたのか，どんな症状があったのか，その重症度，いつ起こったのか，そして，症状を抑えるために服用した薬や他の治療についても記載してください。
- *その時に書いてください。* 一日の終わりにベッドに横たわっている時に思い出した記憶に頼らないでください。調査研究では，記憶は一日の終わりにすべてを正確に思いだせるほど十分ではないということが示されています。したがって，情報をできるだけ正確に残すためには食後すぐに書き留めることです。

- *正直でありましょう。*日記を書き終えるときに，見栄えをよくするために，食べたものを増やさずに，かなり減らすことがあるでしょう。朝食にあなたが食べた，一切れの冷たいピザを書くことをためらわないでください。他の人があなたに食べてほしいと思っているものではなく，本当に食べたものを記録した時だけ，食事日誌はあなたの助けになります。
- *気楽に書いてください。*食後すぐ，または，症状がでてすぐに情報を書き留められるように，食事日記をポケットや財布に携帯してください。もし日記を忘れたときには，メモ用紙に情報を書き留めて，そして後で，日記に書き写せばいいのです。
- *探偵になりましょう。*症状の引き金になったと考えられる食物を捜すために，あなたの主治医と食事日誌を共有してください。その情報から，症状と食事のいくつかのパターンが見出されるでしょう。また，将来，今までと異なる食物を選ぶ際にも役立ちます。例えば，記入例を見ると，その人が夕食と昼食で食べたものが2回の下痢に結びついていることが判ります。

得られたすべての情報は有用な情報です。もし，原因の特定がうまくいかなくても心配する必要はありません。食物が原因という情報が得られない時には，逆にそれ以外の10ステップの認知行動療法の修得に時間と努力をそそぐべきであるという格好の理由と考えて下さい。食事日記をつけることは，さまざまなコントロール法を身につけていく励みにもなる戦略的な方法でもあるのです。

食物線維とIBS

これまで，なぜ特定の食品がどのように胃腸障害をもたらすのかを学んできました。ここからは，胃腸の症状をより一層コントロールできるように，あなたの食生活を変える簡単な方法を学びましょう。もし，あなたが便秘なら，食物線維の摂取量を増やすのがよいでしょう（下痢については後述します）。低線維食は一般人においてしばしば便秘の原因となります。その理由から，便秘の患者さんに高線維食を与えると改善することがあるのです。線維は他の食物とは異なり，消化できない食品で，大腸で細菌によって発酵を受けます。線維は全粒粉，野菜，豆類，果物，木の実，種子類など，植物性食品中に含まれています。肉，チーズ，卵といった動物性食品中には含まれていません。

線維は水に溶けるかどうかで分類されます。可溶性線維は一部が水に溶けて，消化管内で軟らかいゲル状になります。可溶性線維を多く含んでいる食品はオートブラン[19]，オートミール，豆類，さやえんどう，玄米，大麦，柑橘類，いちご，りんごの果肉です。可溶性線維はスポンジのように水を吸収します。オートミールがグミのような状態になるのはそのためです。水分吸収性の可溶性線維は，胃腸において便の容積を増し，軟化

---

19 訳注：オーツ麦の種子の外皮を集めたもの。オーツの糠（ぬか）

食 事 日 誌

名 前 ○○ ○子　　日付 6月8日

食事内容・量	時間	症状	程度 1 2 3 4 5 軽度 重度	時間	服薬
朝食 ブラックコーヒー 1杯	7:30				
小麦トースト1枚，ジャム					
バナナ中1本					
低脂肪ヨーグルト1カップ					
午前の間食 水ペットボトル1本	9:30				
昼食 チーズバーガー 1個	12:00	お腹がはる		12:25	
スライスベーコン 1枚		腹痛・ガス		12:45	シメチコン
ケチャップ・マヨネーズ 大さじ1					
コーンチップ 3/4袋					
コーラ 1本					
午後の間食 低脂肪ポテトチップス 小1袋	3:00	軟便		3:20	服薬(−)
夕食 野菜炒め 1カップ	6:00	ガスが出て お腹がゴロ ゴロ鳴る		7:30	ロペラミド
胡麻鶏肉（中華風フライ） 170グラム		しぶり腹 軟便			
ご飯 1/2カップ					
紅茶 2杯					
夜食 ドライフルーツ 片手小1	9:00				

します。硬い便や水分の少ない便がなくなり，いきまないでも排便できるようになります。不溶性線維は水に溶けずに，ほとんど変化することなしに消化管を通過します。不溶性線維は全粒粉パン，小麦のシリアル（ふすま），ライ麦，米，大麦，他の穀類，ビーツ，人参，芽キャベツ，蕪，カリフラワー，りんごの皮などに含まれています。不溶性線維は天然下剤として作用し，便の通過を速めます。多くの食物は両方のタイプの線維を含んでいます。

線維の量を計算する

アメリカ栄養士会（ADA）は最近の科学的根拠に基づいて，年齢・性別にもよりますが，1日の線維摂取量として20〜35グラムを推奨しています。典型的なアメリカ人の線維摂取量は1日11グラムにすぎません。線維を少ししか摂っていない理由の一つは，食品の多くが精製加工されたもので（アメリカンチーズ[20]，ケーキとクッキーの袋詰め，夕食用冷凍食品セット，白パンなど）線維成分が製品化の過程で除去されてしまっているものだからです。表に一般的な食物の線維含有量を示します。

線維は多くの食品に含まれているので，1日の摂取量を推奨量まで増やすのはそれほど難しいわけではありません。もしあなたが，2〜4単位の果物，3〜5単位の野菜，6〜7単位のシリアルと穀類の食品を摂ると，1日量として25〜35グラムの線維を増やすことができます。全ての果物と野菜が線維を十分に含んでいる訳ではありません。果物と野菜の中で線維を多く含むのはアーティチヨーク，アボガド，ドライフルーツ，ジャガイモの丸焼き，洋なし，人参です。

線維を多く摂ろうとするなら，食生活を，簡単なことですが変える必要があります。第1に朝食では多くの選択肢があります。全粒粉のオートミールまたはシリアルを用意すると少なくとも5グラムの線維を摂取できます。もし，シリアルに小麦胚芽，レーズンや他のドライフルーツ，バナナ，りんご，いちご類を追加すると，家から出かける前に一日の推奨線維量を摂ることができるのです。比較のためですが，糖分と水分の多いフルーツジュース，ドーナツ，砂糖入りシリアル，朝食用バー[21]，パイケーキは単独では線維は少量しか含まれていません（1単位当たり2グラム）。コマーシャルで流れているオート麦ふすまや小麦ふすまの食品（マフィン，ワッフル）などには線維はほとんど含まれていません。そのようなものにはIBSの症状を悪化させかねない高脂肪のものが多いのです。全ての食品のパッケージのラベルを注意深く読んでください（137頁のコラム参照）。

一日の食事とオヤツのときに線維も一緒に摂りたいと思うでしょう。次のような線維の多い食品にするのがよいでしょう。

- 線維が除かれている白パンよりも無粒粉のパン，ロールパンを選びましょう。

20　訳注：プロセスチーズの一種
21　訳注：シリアルと果物などで作るチョコバー

100％全粒粉使用のパンを探しましょう。北アメリカでは食品成分を含有量順にラベルに記載してあります。第1成分として全粒粉を使っているパンを探しましょう。

- 生または無加熱の野菜を食べましょう。煮る，蒸す，電子レンジを使うなどによって熱を加えると線維は炭水化物に分解されてしまい，線維成分が少なくなります。食事に生のままの野菜を加えるか，柔らかすぎたり焼きすぎたりせず少し嚙みごたえがあるくらいに調理しましょう。
- できるだけりんご，桃などの果物や人参，ジャガイモなどの野菜は皮ごと食べましょう。皮を剝くと線維の大部分を剝き捨てることになるのです。皮つきのジャガイモの料理は皮を剝いたジャガイモを食べるよりも約2倍の線維を摂取できます。皮つきのりんごは皮を剝いたりんごよりも線維は40％も増えます。果物や野菜を皮つきのまま調理すると調理時間が短くて済み，線維も増えるのです。
- 肉の代わりに大豆，エンドウ，レンズマメなどを食べてみましょう。干しエンドウ，豆類，豆腐（豆乳を凝固）などの豆類は線維が多く，栄養分に富みます。パスタ，スープ，キャセロール（蒸し焼き鍋），野菜料理に半カップの豆類を加えてみましょう。未調理の豆腐は無味ですので，一緒に調理した他の食材と一緒に味付けが簡単にできます。バーベキュー用ソースをかけた肉の代わりに豆腐マリネを試してみましょう。焼き豆腐にすると表面がパリパリとなり，全粒粉のバケットに載せると美味しい一品となります。IBS に良い料理の友となります。
- オヤツにはクッキー，クラッカー，キャンデーよりも線維の多い果物（りんご，バナナ，プラム）や野菜を買いましょう。
- オヤツにはドライフルーツもよいでしょう。線維が多く持ち運びが便利で，貯蔵も容易です。線維量はドライフルーツの1/4カップが乾燥させていない果物の1/2カップに相当します。一般的にはアプリコット，りんご，パイナップル，バナナ，チェリー，イチジク，ヤツメナシ，ツルコケモモ，ブルーベリー，プルーン（干しプラム），レーズン（干しぶどう）などが売られています。机の引き出しの中やバッグにドライフルーツを入れておいてオヤツ時には甘いものの代わりに食べるようにしましょう。
- 果物や野菜のジュースは線維の多い皮や膜を除いてしまっています。果肉入りのジュースも線維量が増えることはありません。果物と野菜を選ぶときはジュースではなく線維の多い状態の丸ごとまたは切り分けたものを食べましょう。できればりんごジュースではなくりんごを選びましょう。
- 外食をするときは料理の成分をあらかじめ知ることはできないのですが，線維の多い食品を摂ることは難しいことではありません。ファミリーレストラン・チェーンのマクドナルド，サブウェイ，パネラ，ルビー・チューズデー，スターバックス，オリーブガーデンなどの店では全粒粉を使ったトルティーヤ巻き，ふすま入りマフィン，果物のサラダ，全粒粉パスタ・ロールなどの一品料理があり，ど

一般的な食品の食物線維含有量[22]

食　品　群	食　品　名	1単位の量[23]	線維量 1グラム中[24]
パン，穀類	白パン	1スライス	0.6
	プレーンベーグル	1/4個	2.0
	全粒粉パン	1スライス	1.9
	オールブラン	1/2カップ	8.8
	コーンフレーク	1カップ	0.7
	全粒粉シリアル	2ビスケット	5.5
	調理済オートミール	1カップ	4.0
	調理済玄米	1カップ	3.5
	調理済白米	1カップ	0.6
	調理済全粒粉スパゲティ	1/2カップ	3.2
果物（生）	皮付きりんご	大1個	3.3
	アプリコット類	1	0.7
	バナナ	1	3.1
	ブラックベリー類	1カップ	7.6
	ブルーベリー類	1カップ	3.5
	ナツメヤシ類	5	3.3
	グレープフルーツ（ピンク・赤）	1/2カップ	2.0
	メロン，マスクメロン	1カップ	1.4
	オレンジ	小1個	3.1
	モモ	1	1.5
	ナシ	中1個	5.1
	レーズン類	1カップ	5.4
	ラズベリー類	1カップ	8.0
	いちご類	1カップ	3.3

22　脚注：出典；アメリカ農務省

23　訳注：1単位＝1人が1回に食べる程度の量。穀類，野菜類，果物類，肉類，脂肪・砂糖類などでそれぞれの1回分の目安としての単位。厳密な定量的単位ではない

24　脚注：単位当たり線維含有量；低線維含有食品＝2グラム以下，良好含有食品＝2.5グラム，優良含有食品＝少なくとも5グラム

野菜類	豆類（焼・缶詰・生）	1カップ	10.4
	調理済豆・緑豆	1カップ	4.0
	ブロッコリー（生）	1カップ	2.3
	調理済芽キャベツ	1カップ	4.1
	調理済カリフラワー	1カップ	3.3
	人参（生）	1カップ	3.1
	皮付きゅうり	1カップ	0.5
	調理済黄色とうもろこし	1カップ	3.9
	調理済レンズ豆	1カップ	15.6
	ロメインレタス（生）	1カップ	1.2
	調理済皮付じゃがいも	1個	4.4
	干しエンドウ	1/2カップ	8.1
	トマト（赤・完熟）	1個	1.5
その他	肉，牛乳，卵類		0
	アーモンド類（24種）	1オンス（28グラム）	3.3
	炒りピーナッツ（約28粒）	1オンス	2.3
	乾燥プルーン	5	3.0
	レーズン類	1カップ	5.4
	英国くるみ（半分が14個）	1オンス	1.9

の店で何を食べようとも，１人前の料理の，線維についてだけでなく脂肪，塩分，カロリー，他の栄養素の含有量を知ることができます。

難しくはありません

もしもあなたが高線維食を摂っていなかったなら，約３週間かけて段々と線維の摂取量を増やすようにしましょう。急に多くの線維を摂るとガス症状，腹部膨満，腹部不快感などがでます。ガス症状はガス産生の多い，キャベツ，ブロッコリー，カリフラワー，豆類（干し豆・エンドウ），ふすま，シリアル，ナッツ，種子類，全粒粉パンなどを食べると経験します。もし，困ったら食前にBeano[25]のような消化補助薬を薬局で買うことができます（OTC薬[26]）。Beanoには液剤と錠剤があり，豆類や多くの野菜に含まれる糖類の消化を助ける糖質消化酵素を含有しています。食べる直前に服用すると酵素がガス産生糖類を分解します。Beanoは線維によって生じたガスには効果はありません。

25　訳注：日本では未発売

自分でできる他の対策としては，豆類は一晩水に漬けてから十分に洗うとよいでしょう。そうするとガスの元となる物質のいくつかは分解されて消化が容易になります。

水分を十分に摂る

線維の効果を上げるためには沢山の水とともに摂取することがとても大切です。低線維食と水分不足は便秘の主要な原因となります。水分の摂取を増やしても便秘の改善に結びつくとは限りません。しかし，水やジュースといった水分を摂り，脱水（生体機能を維持するために必要な水と電解質を失うこと）を避けることにより便秘が軽快したと報告する人は多いのです。大腸内の水分と便中の水分を増すことは，便を軟化して排便を容易にします。線維は多くの水分を吸収するので，高線維食は水分を十分に摂らないと便秘になることがあります。もし軟便ならば下痢によって喪失した水分と栄養素を補給するために水分を摂ることが大切です。しかし，どんな水分でも結果が同じというわけではありません。コーヒー，コーラといったカフェイン入飲料は脱水をもたらして症状を悪化させることがあります。アルコールもまた，脱水をもたらします。カフェイン入飲料やアルコール類を摂取するときには身体への水分補給も重要です。医学的立場からは，成人の1日水分摂取量は，女性が9カップ，男性が12カップ以上を必要とすると言われています。これは少し難しく感じますが，9～12カップの水分を容易に飲むよい方法があります。

- 朝の起床時と就寝前にコップ1杯の水を飲む習慣をつけましょう。
- 食事とオヤツの度に水を飲みましょう。
- コーヒーブレイクやティーブレイクの代わりに水ブレイクをとりましょう。パーティではアルコール飲料の代わりに，発泡水を飲むようにしましょう。
- ピッチャーに水を入れ，中にオレンジ，いちご，レモン，きゅうりの薄切りを入れておきましょう。リフレッシュに役立ち，とても飲みやすくなります。ピッチャーを片付けるときには底に残った果物は線維の多いオヤツになります。

水を飲むだけでなく，100％フルーツジュース，スキムミルクまたは低脂肪乳，100％ジュースのアイスバーなどの健康食品の低カロリー飲料も摂りましょう。その他にも水分補給によい食品があります。オレンジジュース，グレープフルーツジュース，マスクメロン，ぶどう，スイカ，りんご，などは全重量に占める水分の割合が高いので，自分の好きな方法で“食べる”と水分補給になります。

26　訳注：OTC（Over The Counter）医薬品とも呼ばれる。医師に処方してもらう「医療用医薬品」ではなく，自分で選んで薬局などで買える「大衆薬・市販薬・家庭用医薬品」

あなたは食品ラベルの記載が判りますか[27]

アメリカ連邦食品医薬品局（FDA）は食物線維を健康上，必要な栄養素の一つとして，他の主要栄養素やカロリーとともに食品のラベルの成分表に記載するように求めています。食物線維は成分表の中では炭水化物の次に記載します。線維の量は成人の1日の基準摂取カロリーを2,000カロリーとし，1日摂取量率（Percent Daily Values，％DVs）から算出したグラム数で表記します。1日摂取量率は各栄養素の1日の摂取量が多いか少ないかを知るのに役立ちます。食品メーカーは，もしも食品の含有線維量が2.5〜4.9グラム（10〜19％，摂取量率）ならば，“良”と表示できます。線維量が5グラム以上（20％，摂取量率）以上なら“高”“豊富”“著しく”などと含有量を表示できます。ある食品に“線維を添加”と記載してあるならば，少なくとも1単位中2.5グラムが含まれています。もしも，摂取量率5％以下の表示なら，低線維食といえます。

あなたの便通が下痢，便秘，または下痢と便秘の交替のいずれであろうと，食品のラベルを読むことによって栄養上の正確な知識を得ることができます。もしも下痢が人工甘味料で悪化するなら甘味料が添加されているかどうかを知りたいでしょう。糖類，蜂蜜，ブドウ糖，糖蜜，デキストロース，トウモロコシ甘味料，フルクトース，高フルコトース含有トウモロコシシロップ，マルトース，モロコシシロップ，マンニトール，濃縮果汁，ソルビトールのような成分についてみるようにしましょう。これらは全て食品添加甘味料です。このうちの一つまたはいくつかが食品のラベルの最初，または2番目に記載してあるなら，その食品は添加甘味料の多い食品であり，症状によっては食べるのを避けるか控えるのがよいでしょう。

線維と水分以外にも注意を

便秘のマネージメントには線維と水分以外のものについても注意を向ける必要があります。

自分の体の感覚にしたがう

排便時間は一定とは限りません。“超多忙”のときは排便したい感覚を抑えてしまいます。もしも排便したいと感じたなら，出来るだけ早くトイレに行くようにしましょう。排便感を抑えて排便を遅らせてしまうと体が腸に排便を命令する自然のシグナルが弱くなってしまいます。排便習慣を無視してしまうと，便秘，いきんでも便が出ない，イライラするといった悪循環に陥ります。

27　訳注：食品ラベルは国により表示や内容が異なるが，記載は症状への影響を考える良い材料となる

ソファから離れて動く

医学的理由は明らかになっていないのですが，身体的活動の低下は便秘をもたらします。事故や病気で横臥や着席の形で固定された状態を長期間にわたり強いられたときに便秘となります。身体的活動性の低下が便秘をもたらすことは高齢者に便秘が多いことの説明の一つになっています。一般的に，運動を増やすことが便秘の改善に役立つという証拠は限られたものしかありません。医師は全般的な健康のことも含めて便秘の患者さんにライフスタイルを変えるように指導します。成人には，できれば毎日少なくとも30分間の運動を推奨します。運動によって健康を得るためにジムの中でネズミのように動き廻る必要はありません。日々の生活に“ライフスタイルとしての運動”を追加することが大きな出発点なのです。例えば，スーパーの駐車場では入口から最も離れたところに駐車するとか，出勤時には地下鉄をひと駅前で下車して歩くとか，エレベーターに乗らずに階段を使うなどです。

下痢をコントロールする

便秘型IBSの患者さんは症状のマネージメントとして食事に線維を追加するという方法をとることができるのですが，下痢型IBSの患者さんにとって食事療法はより難しい課題であるといえます。線維製剤は下痢の場合も，水様性の便を有形にするために一般的に投薬します。しかし次章で述べますが，臨床研究では線維製剤は下痢型IBSの下痢を改善するという効能は見出せていません。事実，食物線維を多く摂取するとIBSの症状を悪化させることがあります。そのため，下痢の患者さんはしばしば下痢が治まるまで食物線維を除外するほどではないにしても少なくするように指導を受けます。低線維食は全粒粉，果物，野菜，さや付き豆類，種子類などを控えることです。線維は健康的な食事には重要な要素ですので，全てを除去すべきではありません。低線維食を摂っている患者さんは，しばしば可溶性線維（不溶性線維ではなく）を摂ることが推奨されます。可溶性線維は腸管内に長い時間留まり，消化管から出るのに時間がかかり，下痢の悪化を予防します。可溶性線維を多く含む食品の例としては，人参，りんご，オレンジ，豆類，オーツ麦のふすまなどです。低線維食は長く続けるべきではありませんし，医師と相談しながら始めてください。低線維食を摂取するときには栄養素のバランスを考えてください。

一般的に，IBSの患者さんは症状を悪化させる食物を特定するよう促されます。このように推奨される理由は，食事が大腸の収縮を刺激するという研究結果に基づいています。健常人では食後30〜60分で排便を促す反応が起こります。IBSの患者さんは腸管の感受性がとても敏感なので，排便をすぐに催して腹痛と下痢を伴うのです。反応の強さはしばしば食事のカロリーと対応しており，カロリーが高いほど反応も大きいのです。このことは「何を食べたか」よりも「どれだけ食べたか」の方が重要であることを示唆しています。次に，食事によって症状が悪化することを少なくする実際的，具体的な方法を示します。

脂肪分の少ない食事を

脂肪の多い食品はIBS症状の最も一般的な引き金因子の一つです。脂肪は植物性でも動物性でも，摂取後に腸管の筋収縮を刺激し，食物の通過時間は短縮します。脂肪は多くの食品に含まれています。特に全ての肉類，鳥皮，牛乳，クリーム，チーズ，バター，植物油，マーガリン，ショートニング，アボガド，ホイップトクリームなどです。もし，あなたが自分の症状は脂肪が引き金となっていると考えるなら，日頃脂肪を含む食物を摂取する場合に，次のような簡単な対策をするだけでよい結果が劇的に得られます。

- 脂肪分の少ない穀類，野菜，果物を多く食べましょう。
- クラッカー，クッキー，ケーキ，脂肪分の多いスナック菓子などの加工食品は控えましょう。
- 高脂肪，高塩分，高カロリーの傾向のあるファストフードの食事を控えましょう。もし，ファストフードを食べるなら，低脂肪のものを選びましょう。鳥胸肉使用・マヨネーズ抜きのサンド，チーズ抜きのローストビーフ（小）またはハンバーガー（小)，低脂肪ドレッシングの野菜サラダ，七面鳥胸肉サンドなどです。ミートソースを追加するとカロリーと脂肪は3倍多くなります。高脂肪のトッピングは断るか少量にしましょう。例えば，ベーコン，マヨネーズ，追加のチーズ，スペシャルソースなどです。その代わり，レタス，トマト，マッシュルームなどを注文して低脂肪バーガーとしましょう。
- フライではなく，直火焼き，天火焼き，網焼き，あぶり焼きで調理をしましょう。フライパンでソテーするときはチキンスープ，野菜スープ，トマトジュース，ワインなどを　油やバターの代わりに使いましょう。
- 外食の時は直火焼き，天火焼き，網焼き，あぶり焼きをメニューから選びましょう。低脂肪の料理メニューについて店の人に尋ね，健康指向マークのついたものを探しましょう。
- 脂肪と油は控えめにします。ブロッコリーにバターをつける代わりに，バルサミコ酢を用いましょう。そうすると脂肪は少なくなりますが，風味は保たれます。ベーグルにはクリームチーズのようなものの代わりアップルバター[28]を使うのはどうでしょうか。
- 低脂肪ドレッシングや低脂肪スプレッドのようなものを使ってみましょう。
- 低脂肪牛乳，赤身の肉，魚，鶏肉，豆類，エンドウ豆などを選ぶと脂肪摂取を少なくし，必須栄養素などを摂取することができます。

28　訳注：リンゴをオーブンでじっくり煮詰めたもの

症状の引き金となるその他の食品

脂肪や揚げ物は引き金となる食品ですが，IBSを悪化させるものは他にもあります。チョコレート，アルコール，そしてコーヒー，紅茶，コーラのようなカフェイン入りの飲み物です。牛乳，チーズ，プリン，アイスクリームのような乳製品，人工甘味料のソルビトール，果糖添加果物などは下痢の引き金となりますし，激辛食品も同様です。炭酸飲料は下痢は起こしませんが，二酸化炭素を多く含んでいるので胃の中で暖められると大量のガスが産生されます。そのため，ガス症状のある人は炭酸飲料や“ガス入り”飲料を避けるか，減らすべきです。ガスを産生する食品にはある種の果物，野菜，全粒粉，乳製品などもあります。高脂肪食は腹部膨満と不快感を増しますので，控えると胃からの食物の排出が早くなり，ガスが小腸に移動するのも容易になります。特定の食品が原因の胃の症状は個々人によって異なるのです。食事習慣を有効に変えていくには，どんな食物をどれだけとると害になるのかを知り，それをコントロールする方法を試行錯誤しながら見つけていくことが必要です。そのためには食事日記を使いましょう。どう変えるのがよいのか，どの食品で悪化するのかは試行錯誤が必要です。

一人前の分量を知る

適切な食事の量は消化管の筋収縮をうながし，排便をうながしますから，栄養素の構成と食事の量に注意を払うことが重要です。食品のパッケージに印刷されている栄養素について“単位当たり量”をチェックしましょう。これはあなたがどれぐらいを食べてもよいかを決めるのに役立ちます。自宅で調理するときはメジャーカップと食品スケールを使って通常食べている量の食事について測定し，1週間程度，食品ラベルの基準的単位量当たりの量と比べてみましょう。食べる前にお盆の上にのせた食事の1回分の量と，ラベルに記載されている1単位の量とを比較しましょう。こうすることは，自分が通常食べている食事が基準となる1単位と比較してどの位に相当するのかを知るのに役立ちます。ラベルを読んでたった210カロリーのマカロニを食べただけと思っても，よく見ると1/2カップ食べた場合だという但し書きに注意しましょう。もしボール一杯を食べるなら，カロリーと脂肪（同様に他の栄養素も）2倍になり2単位分になるかもしれません。自分が食べている量の多さに驚くことになるでしょう。健康にちょうど良い程度の一人前の量を知るもう一つの手法は，基準的な1単位の目安となる食品の絵を毎日用いることです。次の例は適切な“1人前の量”を覚えるのに役立ちます。

- ブロッコリーの1単位は電球の大きさ。
- 3オンス（84グラム）の調理済肉はトランプのカード1枚程度の大きさ。
- 1と1/2オンス（42グラム）の低脂肪または脱脂チーズはサイコロ4個分の大きさに相当。
- 大さじ1杯のマヨネーズ，油，またはドレッシングは親指大位の量。
- ピーナツバター1単位（大さじ2杯）はゴルフボール程度の量。
- シリアルまたはジャガイモ1単位分（1/2カップ）は握りこぶし程度の量。

- ビスケットまたはスナック食品の 1 オンス（28 グラム）はひとにぎり分の量。
- ご飯またはパスタの 1 単位は野球のボールの半分程の量。

食べる量が減る工夫を：身のまわりを少し変える

栄養学の研究者によれば，一人前の量をコントロールする方法の一つは，IBS 症状の引き金となる食べ過ぎを減らす家庭環境を作り出すことだということです。すなわち

- 食事は食卓で食べて，テレビの前やパソコンの前では食べないこと。テレビの前で食事をすると満腹感を感じなくなり，食べ過ぎて腹部症状を悪化させます。
- 食事は規則的に食べましょう。欠食したり，食事までの時間が長かったりすると次の食事のときに食べ過ぎてしまい，IBS の症状を悪化させます。
- 空腹を感じて食べましょう。何かにうんざりしていたり，退屈していたり，何もする事のないような時にはついつい食べ過ぎて大腸の収縮をもたらしてしまいます。空腹でなくとも空腹と感じてしまうような状況（台所のカウンターに美味しそうな匂いの食品や自家製クッキーがあるような状況）について学習し，認識し，コントロールしてください。
- ゆっくりと食べましょう。そうすると胃が満腹になったという情報を脳がきちんと受け取ることができます。
- 朝食を摂れるよう目覚まし時計を早めにセットしておきましょう。朝食を摂る習慣のある人は，夜遅くに食べ過ぎることが少ないといわれています。
- 大鍋一杯に大量の料理を作ったときには後で食べる分を冷凍しておきましょう。この方法によって，寝る前に食事を鍋一杯全部食べてしまいたくなる衝動を抑えることができます。それに別の日に温めるだけでいい食事をとっておくことができるのです。残りものを冷凍しておくと，別の日に家族の他の人に 1 回分の食事を出すこともできます。

思考の糧

IBS はとても不快で体調が悪くなる病気なので，多くの人は症状がすっきり無くなるような食品をみつけたいと思いがちになります。IBS が即座に解消できると銘打った食事療法の特集記事が，インターネットや町の書店に並んだ本にあふれています。そのような情報では食物を「食べてよいもの」と「食べて悪いもの」に分けて，IBS の患者さんに重要な個人差を無視して「この方法が唯一です」などと言ったり，劇的効果をうたいあげて（IBS の症状の消失を 100 %保証しますなど）推奨し読者をおびき寄せます。直感的な，医学的に証明されていない原理（腸内の「毒素」を洗い流すといっ

たこと）に，有名人推薦のお墨付きなど正確な科学的研究によらない有効性の証明を付けたりします。IBSの全ての症状に有効な，特定の，奇跡的な，即効性のある食事療法などありません。最も分別のある有益な方法は，症状を悪化させる引き金となるような特定の食物をよく理解し，適切な量の栄養素とカロリーからなる健康的な食事を摂ることです。

あなたは食事療法を初期段階の治療法として位置付けるのでしょうか，または薬物治療や認知行動療法的介入の効果を高める一つの方法とするのでしょうか。いずれにせよこの章は食事療法についての情報，ツール，戦略を示し，あなたが食事について何らかの対応を試みるのを助け，症状のよりよい自己マネージメントの道に進む助けになることでしょう。

IBS のコントロールに役立つ薬剤[29]

33歳のジャンは，カナダの南オンタリオ州にある製薬会社の販売員です。ジャンは3年前に，胃腸科の医師に下痢型IBSと診断されましたが，それは夫との新婚旅行でメキシコに行って戻った直後のことでした。ニューヨーク州立大学バッファロー校のIBS治療プログラムを完了し，症状の程度と頻度をコントロールすることができるいくつかの方法を学びました。それにもかかわらず彼女は時々下痢に悩まされています。特に祖母がよく作ってくおいしいミートソースのような油っこいものを食べると下痢をします。ジャンはいつもハンドバッグの中に下痢止めのロペラミドの小瓶を入れています。彼女は外食に出かける前や，トイレのある場所がわからない場所での会議に出席する前には1錠を服用します。薬を飲むと1，2時間の間はトイレをがまんできるので，ゆっくり用を足せるトイレを見つけることができます。お薬があることは仕事をする上で安心をもたらします。

本書では重症のIBSにも有効な，薬を用いない治療計画について詳述しましたが，ジャンのような特定の症状には薬がとても役立つことがあります。IBSは，全ての人の全ての症状に常に効く単一の治療法があるわけではない複雑な問題なのですから，薬が効く人も中にはいるということは理解いただけると思います。患者さんの中には薬物治療が合っている人もいるでしょう。また，症状をコントロールする方法は，身につける時間がない，あるいはあまり効果がないという人もいるでしょう。薬物治療を行うかどうかは，医師の説明を受けた後に，個人が決定することです。医師とよく相談して，症状，治療法，費用，予想される効果，リスク，副作用への許容度に合った治療法あるいはいくつかの治療法の組み合わせを決定しましょう。

この章では一般的に行われている治療薬物の基本的な知識について学びます。薬剤の化学名，商品名，薬理作用，現在の科学的証拠による効能，一般的な副作用などについて解説します。IBS治療薬を分類すると，下剤，線維製剤，止痢剤，鎮痙剤，抗うつ

29　訳注：薬剤の商品名について：日本で市販されている薬剤は，代表的市販名を採用

剤，および多彩なIBSの症状を治療する目的で開発された2つのセロトニン関連薬になります。この章に記載したIBS治療薬の一覧表は154～155頁にあります。

下　　剤

下剤とは，腸機能調整作用によって便秘を改善する目的の薬剤です。下剤には作用機序の異なる数種類があります。作用機序の違いから，線維製剤，増量性下剤，浸透圧性下剤，刺激性緩下剤，膨潤剤などに分類されます。

線維製剤，増量性下剤

食物線維と線維製剤は，線維が腸管内の水分を吸収し，保持することによって便の体積を増すとともに軟化させるので，増量性下剤に分類されます。アメリカの医師は，線維製剤は安全で安価なのでIBSに対して第一選択薬としてよく用います。兎の糞のような便と硬便は，食物線維によって改善します。食物線維は消化管内の水分を吸収するので，軟便や水様便にも用います。

直前の章で，線維を多く含む食品を食べるとよいということを学びました。軽度の便秘の人には食物線維がとても有効です。食物線維は水分を吸収し，太い便をつくります。太い便は消化管の筋を刺激し，収縮を起こさせます。そのためには常に多くの線維を食べなければなりませんので，ガス症状や腹部膨満感といった別の不快な消化器症状をもたらしてしまいます。ある報告では高線維食を摂取した患者さんの1/3は膨満感が強くなったとのことです。このような症例では食物線維を多く摂るのに線維製剤を追加して用います。線維製剤は小麦ふすまやとうもろこしの線維といった植物を濃縮するか乾燥して錠剤としたもので，市販薬として薬品店，スーパーマーケット，健康食品店などで購入できます。一般的には植物の種の皮の成分です。水とともに摂取すると線維は膨らんで便を軟化し，増量します。線維として多く用いられるのはサイリウム[30]，カルシウムポリカルボフィル[31]，メチルセルロース[32]などです。線維製剤を飲むときは効果が上がるためと，腸管の中で詰まるのを防ぐために大量の水（少なくともコップ1，2杯）とともに飲む必要があります。十分な水分を摂取することができない患者さんは高線維を摂ることは避けましょう。また，線維製剤は眠前服用も避けましょう。

しかし，高線維食と線維製剤によって便秘が改善するからといって，IBSの便秘以外の症状には，偽薬（プラシボ，乳糖などでつくる）よりもとりたてて効果があるわけではありません。さらに，線維製剤は服用後12～72時間後とゆっくり効果がでるので

30　訳注：オオバコ属の植物，日本でもOTC薬としての販売がある
31　訳注：日本では医薬品としてポリフル®，コロネル® がある
32　訳注：日本では医薬品としてバルコーゼ® がある

症状が急に悪化した場合に即効することはありません。食物線維は腹痛，下痢，膨満感を悪化させることもあり，IBSの腹痛には無効と言われています。

もし，線維製剤が無効ならば他の作用機序の下剤を用いるのがよいでしょう。

浸透圧下剤

浸透圧下剤は化学合成された薬品であり，腸管内に水分を引き込み血中への水分吸収を阻害します。この過程は浸透圧作用と称され，便の体積を増します。浸透圧下剤は大腸内の水分を増加させるので，大量の水（約2リットル）とともに服用することが大切です。浸透圧下剤は効果が現れるまで数日を要し，粉末，液剤，浣腸剤があります。

浸透圧下剤の例：

- クエン酸マグネシウム[33]
- 水酸化マグネシウム[34]
- ラクツロース[35]
- ポリエチレン[36]

マグネシウム含有下剤は一般的に安全であり，副作用も多くありません。ラクツロースは腹痛，ガス，膨満，下痢をもたらすので，長期間の使用には適しません。浸透圧下剤は消化管内の水分の通過を速めるので，他の薬剤の吸収を阻害することがあります。一般的にいえば，浸透圧下剤がIBSに有効であるという根拠はありません。しかし，浸透圧下剤は線維製剤が無効な患者さんにはしばしば用いられております。浸透圧下剤を投薬された患者さんでは，下痢になることがあります。

刺激性下剤

浸透圧性下剤が無効な場合は刺激性緩下剤が用いられます。錠剤と坐薬があります。

主な刺激性下剤：

- センナ
- ビサコジル

ここに属する下剤は，消化管の中を便が移送される運動の引き金である消化管壁内の神経端末を刺激し，大腸内の水分と電解質を増加させます。浸透圧下剤や線維製剤よりも速効性であり（8～12時間）急性に発現した症状への対応にはよい適応です。しかし，IBSの患者さんへの有用性を確認できる十分な医学的根拠が得られた研究はいまだ行われていません。したがって刺激性緩下剤をIBSに用いることは推奨されていません。

刺激性緩下剤はその作用機序からも，腸管痙攣，膨満感，脱水（体内水分の不足），

---

33 訳注：日本ではマグコロール®，大腸内視鏡前処置に用いられている

34 訳注：日本の薬品名はミルマグ®

35 訳注：日本の薬品名はラクツロース®

36 訳注：日本では大腸内視鏡前処置薬などに含まれている

カリウムのような電解質バランスがくずれることなどの原因となります。稀なケースですが，刺激性下剤の長期使用により，下剤を用いないと排便が起こらないという状態になることがあります（下剤大腸）。刺激性下剤は習慣性のあることから長期間の使用は行うべきではありません。このことから，長期間の治療を必要とする便秘型IBSにはできるだけ使用すべきではありません。

浸潤性下剤

浸潤性下剤は便中の水分を増加させ，便を軟化し，潤滑に排泄できるようになる薬剤です。ここに属する下剤にはミネラルオイル坐薬と便軟化剤があります。ミネラルオイル坐薬は大腸と便を防水作用のある膜で覆います。便中に水分を保持し，膨潤するので便の排泄が容易になります。ミネラルオイルが腸管機能を変えることはありません。副作用で最も多いのは坐薬中の薬剤が下着に漏れ出すことです。その他には嘔気，薬疹，下痢，腹痛などの副作用があります。

便軟化剤は便中の水分を増加させると考えられています。1例としてドキュセート[37]があり，OTC薬として入手できます。これらの薬剤は硬便を軟化し，いきまなくとも排便ができるようにします。しかし，大腸運動を刺激したり，便秘を改善したりすることはありません。ドキュセートの主な副作用はシロップ剤や液剤の苦味，咽頭刺激，嘔気です。副作用が少なく，あっても重篤なものはないので，他の下剤よりも安全性が高いと言われています。ドキュセートにはミネラルオイルの吸収を増加させる乳化作用があるので，両者を同時に使用すべきではありません。

止痢剤

止痢剤はIBSの患者さんで下痢が主症状の場合には一般的に処方されます。止痢剤は消化管内を食物が通過する時間を遅くして水分を吸収し，脱水が起こらないようにします。一般的な薬剤としてロペラミド（ロペミン®）[38]とジフェノキシレート[39]の2つがあります。長期間の使用を行うべきではありません。仕事や社会生活の障害となるような軽度の，短時間の下痢が起こらないように予防する目的での使用が推奨されます。

ロペラミド

アメリカではロペラミドはOTC薬として液剤と錠剤が入手できます。消化管からの水分を吸収し，消化管運動を弱めて下痢を改善します。腸内容物の消化管通過時間の遅延は排便頻度と排便切迫を少なくし，便を硬くします。ロペラミドは下痢には有効です

37　訳注：アメリカにおいてドキュセートはコーラックの商品名で販売されているが，日本のコーラックは成分が全く異なる。ドキュセートは日本では用いられていない

38　訳注：日本では処方箋が必要で，カプセルと細粒があり，液剤はない

39　訳注：日本では未発売

が，IBS の患者さんが訴える多彩な症状（腹痛や腹部膨満感など）にも有効であるかどうかは証明されていません。止痢剤は下痢を止めるという身体への効果とともに，心理的にも良い効果をもたらす可能性があります。止痢剤を旅行や重要なイベント（スピーチをする，会議に出る，運動競技をするなど）の前に下痢をおさえるために服用することによって，消化器症状を悪化させる不安感を軽減することができます。

ロペラミドの一般的な副作用は便秘，腹痛，眠気，めまい，口渇，易疲労感，嘔気などですが，大部分の人にとって耐えられる程度のものです。一日の服用量を数回に分割して服用すると副作用の夜間の腹痛が少なくなります。

ジフェノキシレート

ジフェノキシレートは処方薬（薬品名 Lomotil®）として入手できます。ジフェノキシレートとアトロピンの 2 剤の合剤です。ジフェノキシレートは消化管運動を弱め下痢を改善しますが，オピオイドの一種なので，依存となる可能性があります。ジフェノキシレートを大量服用したり快楽目的で長期大量使用したりすると，口渇，嘔気，脱力などの不快な副作用が起こるように少量のアトロピンが添加されています。ジフェノキシレートの副作用には，腹痛，めまい，眠気，口渇，頭痛などがあります。これらの副作用は身体が薬剤に適合するようになると消失します。

*

医師は，依存性のないことからジフェノキシレートよりもロペラミドを多く選択します。ロペラミドはジノフェキシレートよりも作用時間が長く，腹痛や膨満感を起こしにくい薬剤です。止痢剤は肛門周囲の筋緊張を改善するので，便失禁（便通のコントロールができない）を改善します。

鎮痙剤

患者さんの腹痛が，ライフスタイルの改善や食事療法（高線維食など）で改善しない場合，多くの医師は鎮痙剤を処方します。鎮痙剤は腸管壁の筋を弛緩させ，蠕動を和らげることによって，腹痛や膨満感を抑えると考えられています。一方「IBS の症状は，腸管の痙攣によって引き起こされている」という考えは，科学的裏付けにより否定されており（本書のパート 1 を参照のこと），鎮痙剤の一般的な使用はなされていません。しかし，鎮痙剤は IBS の腹痛に対し，世界中で最も多く処方されています。腹痛が食後に始まる（食後痛）患者さんは，食直前に鎮痙剤を服用すると有効です。症状が急に悪化した際の激しい痛みを抑える目的で，1，2 週間に限り鎮痙剤を処方される場合もあります。

鎮痙剤には 3 つのタイプがあります。抗コリン剤，ペパーミント油，平滑筋弛緩剤（アメリカでは入手不能）です。

抗コリン剤

抗コリン剤は脳内物質であり，消化管の平滑筋収縮作用を有するアセチルコリンを阻害します（アセチルコリンは消化管以外身体の多くの部位に存在します）。消化管の筋弛緩作用により，筋痙攣を抑えて不快感と排便切迫を減少させます。IBSに用いられる抗コリン剤には以下のものがあります[40]。

- ジシクロミン（レスボリックス®）
- ヒオスチアミン
- クロルジアゼポキシドとクリニジウムの合剤（Librax®）[41]

鎮痙剤は急に腹痛が起こるのを防ぐために，食事の30分前に服用するのを推奨します。抗コリン剤はIBSに最もよく処方される薬剤なのですが，腹痛と便秘に偽薬（プラシボ）よりも有効であるという明確な治験の結果は得られていません。抗コリン剤，鎮痙剤の副作用は頭痛，複視，便秘，ふらつき，排尿障害，めまい，鼻閉，発疹，口渇などです。不快な副作用があるので長期に使用しにくい薬剤です。便秘の副作用があるので，下痢型のIBSにはしばしば処方されます。

ペパーミント油[42]

ペパーミント油は平滑筋細胞へのカルシウム流入を阻害することにより，消化管の筋を直接的に弛緩させます。カルシウムの流入は収縮の引き金となるので，ペパーミント油のようなカルシウム阻害剤は強力に筋収縮を“停止”させると考えられています。IBSの治療薬としての有効性を検討した報告は数編あるのみです。ペパーミント油はIBSに特異的な症状（ガス症状，腹痛，不快感）などに，偽薬よりもわずかながら有効率が高いという結果があります。ペパーミント油を封入したカプセル剤（Elanco Lakcaps®）は，小腸に薬剤が到達する前に胃内で溶解することがないために嘔気と胸焼けの副作用が少なくなっています。封入カプセルは時に肛門の熱感を引き起こします。その他の副作用は胃部不快感，霧視，胸焼けです。

平滑筋弛緩剤

カナダ，オーストラリア，ヨーロッパではIBSの治療薬として，別の薬理作用の平滑筋弛緩剤を用いることができます。消化管平滑筋を直接的に弛緩させます。代表的薬剤にはメバベリン（Duspatalin®，Colofac®）[41]，ピナベリウム（Dicetal®）[41]，トリメブチン（セレキノン®）があります。ランダム化臨床試験では総合評価，腹痛において偽薬よりも高い有効率が報告されていますが，質の高い報告ではありません。副作用は少なく，アレルギー性薬疹として皮膚の炎症・発赤・痒み・湿疹，口唇・顔面・舌

---

40 訳注：日本ではさらに数種類が使用可能
41 訳注：日本では市販されていない
42 訳注：日本では胃内視鏡の際に胃運動を抑える目的で用いられ，内視鏡を用いて散布する

の腫脹などがあります。

抗うつ剤

患者さんの腹痛が，ライフスタイルの改善や食事療法で改善しない場合，多くの医師は抗うつ剤を処方します。抗うつ剤は脳細胞の近傍間の連絡をとる脳内化学伝達物質（セロトニンやノルアドレナリンのような神経伝達物質）の均衡を変化させます。抗うつ剤は，当初はうつ病治療薬として開発されましたが，うつ病に用いる用量よりも少ない用量で鎮痛効果のあることが見出されました（うつ病の合併がなくとも処方されます）。幾つかの神経伝達物質が，神経末端から脊髄に伝達された疼痛刺激を遮断するためです。主な抗うつ剤には三環系抗うつ剤（TCA）と選択的セロトニン再取り込み阻害剤（SSRI）の 2 種類があります。

三環系抗うつ剤

鎮痛作用のある抗うつ剤に三環系抗うつ剤があります。薬剤の構造式が 3 つの環状からなるので三環系と称されます。三環系の薬理作用は次のように考えられています。神経末端からセロトニンが放出された後に，セロトニンは急速に再取り込みされます。三環系抗うつ剤のアミトリプチリン(トリプタノール®),イミプラミン(トフラニール®),トラゾドン（レスリン®）などは神経伝達物質の再取り込みを阻害するので，神経伝達物質が神経細胞間隙に留まるようになります。神経伝達物質が留まると，疼痛を脳に伝達する信号を持続的に抑えます。三環系抗うつ剤の鎮痛作用は抑うつ気分に対する効果とは別の作用です。担当医から抗うつ剤を処方されたからといって心配しないでください。医師はあなたがうつ病でなくとも，身体症状で悩んでいなくとも処方します。三環系抗うつ剤の鎮痛効果は直ちに現れるものではありません。鎮痛効果が出るまでには数週間を要します。服用開始後の数週間のうちでも，腹痛が軽度の改善をみる患者さんもいます。

もちろん，あなたが明らかな抑うつ感または不安感が続いていると悩んでいるなら，援助を求めるのに遠慮はいりません。抗うつ剤は臨床的に有用性が確かめられているのです。しかし，IBS の患者さんで，あまり腹痛を伴わない腸症状（例：膨満感，下痢，便秘）がある場合の三環系抗うつ剤の効果は確かめられていません。最近の三環系抗うつ剤の効果について検討した報告では，効果が認められたのは 1/3 以下に留まったとのことです。しかし，下痢と腹痛のある場合には三環系抗うつ剤が有用であるとの報告もあります。IBS の治療に三環系抗うつ剤を処方されたとしても，IBS の全ての症状に対して有効であるわけではありませんし，副作用もあることを念頭においておく必要があります。

三環系抗うつ剤の一般的な副作用は鎮静，口渇，一時的めまい感，尿閉，体重増加，頻脈，血圧低下，便秘などです。もちろん，いくつかの副作用（便秘，鎮静など）は，腸の主な問題が下痢である場合や，睡眠の問題を抱えている場合には有用です。不眠がある場合，三環系抗うつ剤は鎮静作用があるので，しばしば就寝前服用とします。三環系抗うつ剤は心伝導系に障害を与えることがあり，心疾患の合併する場合は問題となることがあります。高齢者では精神錯乱，ふらつき，せん妄となることがあります。

三環系抗うつ剤の副作用は不快なものですが，重篤なものではありません。副作用があっても身体に障害が残ることはありません。実際，副作用は身体の化学物質に対する反応の一つでもあります。患者さんは時に薬剤を服用し始めてからの数週間は身体が薬剤に慣れるまで副作用が出ることがあります。副作用は抗うつ剤の効果が出る前に出現します。通常，副作用は服用後数週間のうちには消失します。三環系抗うつ剤の中でも，デシプラミン[43]，ノルトリプチリン（ノリトレン®）は，アミトリプチリン（トリプタノール®）やイミプラミン（トフラニール®）よりも副作用が少ないと考えられています。IBSは女性に多く，女性はイミプラミンの副作用がより重く発現します。多くの患者さんは副作用に耐えられるのですが，副作用はとても不快なものなので，服薬を中止したり，十分な効果を得るには不十分な量しか服用しない人もいます。一般的に抗うつ剤は効果が出るまでには，3ないし4週間（人によっては8週間）の継続服薬を要します。副作用に耐えるには，低用量から始めて就寝前に服用し，副作用が強く出る服用開始からの数週間は医師の指導の下に次第に増量していきます。

三環系抗うつ剤は中止が容易であり，次に述べる新規抗うつ剤と比べ安価でも効果は同じです。しかし，三環系抗うつ剤は長期間服用し続けないと効果が出ませんので，コストがかかり，不便であると思う患者さんも少なくありません。三環系抗うつ剤（他の抗うつ剤も）の服用を早く止めたいと思う患者さんもしばしば見受けられます。そうした患者さんは，良くなったと感じると服用の必要がないと判断しがちです。しかし，症状の再燃を防ぐためには少なくとも4ないし9カ月間は服用を継続することが重要です。

選択的セロトニン再取り込み阻害剤

もう一つの新規抗うつ剤は選択的セロトニン再取り込み阻害剤（SSRI）です。これらの薬剤は脳細胞間隙に放出されたセロトニンの再吸収を遮断します。脳内の利用可能なセロトニンはSSRIによって濃度が高くなり，抑うつ状態や他の精神障害を改善すると考えられています。主なSSRIには次のような薬剤があります。

- パロキセチン（パキシル®）
- セルトラリン（ジェイゾロフト®）
- フルオキセチン（Prozac®）
- シタロプラム（Celexa®）[44]

SSRIは不安感や抑うつ感を改善しますが，IBSの疼痛，下痢，便秘などの症状に対

---

43 訳注：日本では市場から撤退
44 訳注：日本ではエスシタロプラム（レクサプロ®）が発売されている

する効果は証明されていません。最近の少数例を対象とした検討ですが，シタロプラムは腹痛を改善して健康感を改善するとの報告があります。しかし，便通異常の改善はやや有効という程度であったといいます。IBS の症状には一定の定まった効果が得られないことから，不安感や抑うつ感の強い患者さんに限って使用されています。SSRI はセロトニン受容体にのみ作用するので，他の神経伝達物質に影響を与える三環系抗うつ剤よりも副作用は少ないといえます。SSRI は副作用で服薬できなくなることが少ない薬剤です。

SSRI の一般的に報告されている副作用は，軽度の頭痛，日中の眠気，不眠，嘔気，性欲の低下です。全ての薬剤と同じように，SSRI を投薬された全ての人に副作用が出るわけではなく，副作用の出方には個人差があります。SSRI も三環系抗うつ剤と同じように，服用開始から数カ月，薬剤に身体が慣れるまでは，焦燥感や不快感といった副作用が現れます。一般に副作用は服用開始から 2， 3 週間の内には消失します。ほとんどの SSRI は 1 日 1 回の服用でよく，他剤との相互作用も少なく，過量に服薬しても危険性は高くありません。三環系抗うつ剤と同じように，SSRI の投薬を受けても治療開始後の 4 週間から 6 週間以上経過後でないと症状の改善は得られません。SSRI には依存性はない（非常に欲しがったり，耐性ができたりはしない）のですが，患者さんによっては，薬剤を紛失したり減量したりすることで服薬の継続がなされないときに症状が出現することがあります。SSRI の中断により，風邪様症状（頭痛，下痢，嘔気，嘔吐，寒気，めまい，疲労感），ふらつき，外からの刺激に対する過敏性の亢進など，一過性の退薬症状をみることがあります。このような症状は退薬症候群といわれ，軽症ですが 1， 2 週間は続き，服薬を再開すると消失します。退薬症候群は他の抗うつ剤でも起こりますが，特に SSRI では一般的にみられ，シタロプラムとパロキセチンのような半減期が短い薬剤で多くみられます。このような症状を少なくするためには医師と相談しながら，時間をかけて体に慣らしながら薬剤を減量することが重要です。三環系抗うつ剤と同じように，SSRI も服用を中断すると服用前と同じような症状の再燃をみる危険性があります。

セロトニン関連剤

セロトニンには情動に影響を与える作用のみならず，消化管機能を正常に保つ作用もあります。セロトニンは脳と消化管の両方に分布していますが，体内のセロトニンの約 95 %は消化管に存在します。消化管に貯蔵されているセロトニンは内臓痛覚のコントロール，消化管平滑筋収縮，消化管への水分放出などに重要な役割を担っています。IBS の症状は，腸管のセロトニンの変動が消化管機能に関連して起こる，と考えている研究者も少なくありません。セロトニンの過量は下痢を，低量は便秘をもたらします。このことから，2 つの新規の IBS 治療薬（アロセトロンとテガセロッド）が，消化管の知覚と運動機能に関与するセロトニン受容体を標的として特異的に作用するように作られました。腹痛，膨満感，便通異常といった多くの消化器症状が標的となるアロセトロンとテガセロッドは，IBSの単一の症状を標的とする従来薬よりも優れています。アロセトロンもテガセロッドもIBSの治療薬としては高価です。これらの薬剤の1回分は5から6ドル[45]であり，1日2回の服用が必要です。比較のためにまでいえば，通常，下痢に使用されるロペラミドの1回分の価格は約1/10です。

アロセトロン

アロセトロンは重症下痢を主症状とする（下痢型IBS）女性に使用します。臨床治験の結果からは7人中1人に効果があります。アロセトロンの効能には女性のIBSの腹痛／腹部不快感，裏急後重，頻回排便，下痢便があります。アロセトロンの作用は，腸管壁のセロトニン受容体拮抗作用により大腸全体の無用の蠕動を減少させて腸管機能を正常化し，痛みの程度をコントロールし，腸管内への水分分泌を低下させると推定されています。アロセトロンを服用した患者さんは偽薬を服用した患者さんよりも，腹痛／腹部不快感が少なくなり，便の硬さが増し，排便回数が減少したと報告されています。しかし，何らの薬理作用もないダミーの偽薬も，アロセトロンや他のIBS治療薬と同じように少なくとも30％の有効率はあるので，評価はその分を差し引いて考えなければならないのです。言い換えれば，錠剤を服用するという行為だけで，身体に対する実際の薬効と同じような効果が心理的に得られるということです。アロセトロンの消化器症状に対する効果は服用を止めればすぐなくなって再燃するので，短期間の使用がよいこととなります。男性のIBSおよび女性の便秘に対するアロセトロンの有効性はみいだされていません。

アロセトロンの一般的な副作用は便秘で，服用開始後1カ月以内に出現し，服用中止により速やかに消失します。市場に発売して1年以内にアメリカ連邦食品医薬品局（FDA）には，数例の重篤な便秘，および腸管への血流低下による虚血性大腸炎の副作用報告がありました。重篤な副作用はアロセトロンが投与された250人に1人の割合で出現し，5人が死亡したとのことです。副作用の出現率はまれでしたが，重篤なケースがみられたことから2000年にアロセトロンは市場から撤退しました。しかし，要望も強く2年後にFDAは再認可されました。現在，使用許可を得た医師が行う厳密な副作用追跡調査について患者さんの同意を得た場合にのみ使用可能です。アロセトロンの適応は副作用の観点から，他の治療薬が無効な場合の女性の重症下痢型IBS（便秘型または下痢・便秘交替型を除く）です。

テガセロッド

アロセトロンがセロトニン受容体に拮抗して排便を遅らせるのに対して，テガセロッドは受容体を作動します。この作用は腸管の刺激感受性を低下させ，筋収縮の速度を上

45 訳注：2012年9月1日現在のレートで，約400円～500円

げて便の大腸内通過を早め，腸管の水分分泌を増加させます。これらの薬理作用はIBSの便秘と腹痛を改善すると考えられています。便秘型IBSを対象とし，偽薬を対照薬とした臨床治験の結果では，テガセロッドを服用した群の方が偽薬群よりも高い有効率が得られています。テガセロッドは便秘型IBSに伴う諸症状（腹痛，膨満感，便秘）に広く効果を示します。テガセロッドを投薬された患者さんは排便回数が増加し，排便の無い日数が少なくなります。テガセロッドが腹痛，便性状，いきみ，膨満感などのIBSの症状に一定の効果があるのかは不明です。テガセロッドの効果は投薬開始からの１カ月間にもっとも顕著にみられます。男性の便秘型IBSに対するテガセロッドの効果と安全性は不明です。アロセトロンと同じようにテガセロッドも服用を中断すると症状は再燃します。テガセロッド投薬後の最初の１カ月を過ぎると，効果が減弱する理由はいくつか考えられていますが，テガセロッドも短期間の使用が推奨されています。副作用の出現率は低いですが，頭痛，腹痛，下痢，嘔気，ガス症状があります。2007年３月にテガセロッドの製薬会社（ノバルティス社）は，臨床治験の対象となった患者さんのうち，少数例ですが統計的に有意の確率で重篤な心血管系副作用（狭心症，心筋梗塞，脳卒中）があることから，自発的に販売中止をFDAに報告しました。テガセロッドが今後，再発売するかは不明です。ノバルティス社は薬剤の有益性が副作用のリスクよりも明らかに上回ることが確認されたときには再発売するかもしれません。[46]

＊

IBSに用いる薬剤を154〜155頁に簡潔に一覧表にまとめて載せてあります[47]。多種類の薬剤がありますが，それぞれの薬剤の知識を得ることに役立つでしょう。

この章ではIBSの治療に用いられる薬剤，副作用，有効性などについての情報を記載しました。本書を読んでお判りかりのことでしょうが，１剤でIBSの全ての症状に対して有効な“特効薬”はありません。どの薬剤も偽薬と比較して症状の改善率は高いとはいえません。各々の薬剤は特定の症状を標的としており，長所と短所があります。止痢剤のように短期間の使用を目的とするものや，抗うつ剤のように長期間用いる薬剤もあります。もし，あなたが主な治療剤として，あるいは他の治療法の補助治療としての薬剤を探し求めているなら，薬剤の有用性と副作用について医師に尋ねましょう。また，あなたに特有のIBSの症状に，所定の薬剤が実際にどのように影響を及ぼすかを尋ねるようにしてください。

46　訳注：日本で類似の薬剤としてラモセトロン（イリボー®）があり，男性の下痢型IBSに使用可能
47　訳注：一覧表以外の日本においてIBSに使用されている主な薬剤について156〜157頁に掲載

IBS治療剤一覧表

下剤

一般名（日本における商品名）[48]	標的症状	一般的副作用
線維製剤／増量性下剤 サイリウム ポリカルボフィル（ポリフル・コロネル） メチルセルロース（バルコーゼ）	便秘 下痢	膨満感 腹痛 ガス症状
浸透圧下剤 クエン酸マグネシウム（マグコロール） ラクツロース（ラクツロース・モニラック） ポリエチレングリコール 水酸化マグネシウム（ミルマグ）	便秘	膨満感 ガス症状 嘔気 腹部疝痛
刺激性下剤 センナ（センノシド） ビサコジル（テレミンソフト）	便秘	消化管疝痛 膨満感 脱水 電解質異常 下痢
浸潤性下剤 ミネラルオイル ドキュセート	便秘	苦味 嘔気 肛門からの薬液のもれ

止痢剤

一般名（日本における商品名）	標的症状	一般的副作用
ロペラミド（ロペミン）	下痢 いきみ	腹痛 便秘 ねむけ めまい 口渇 疲労感 嘔気・嘔吐
ジフェノキシレート	下痢	下痢 疼痛 めまい ねむけ 口渇

48 訳注：原書にある商品名を日本での発売があるもののみこれに変更し掲載

鎮痙剤

一般名（日本における商品名）	標的症状	一般的副作用
抗コリン剤 ジシクロミン（レスボリックス） ヒオスチアミン クリニジウム	腸管痙攣 食後痛	頭痛　めまい 複視　発疹／かゆみ 便秘　口渇 混迷　排尿困難
ハッカ油	腸管痙攣	胸焼け　霧視 胃部不快　肛門部熱感
平滑筋弛緩剤 メベベリン ピナベリウム トリメブチン（セレキノン）	腸管痙攣	皮疹 かゆみ 口唇・舌・顔面の腫脹

抗うつ剤

一般名（日本における商品名）	標的症状	一般的副作用
三環系などの抗うつ剤 アミトリプチリン（トリプタノール） イミプラミン（トフラニール） トラゾドン（デジレル） デシプラミン ノリトリプチリン（ノリトレン） ドキセピン	不安 抑うつ 腹痛 下痢 嘔気	ねむけ　食欲亢進 めまい　排尿困難 体重増加　不整脈 血圧低下　便秘 口渇　霧視
選択的セロトニン再取り込み阻害剤（SSRI） パロキセチン（パキシル） セルトラリン（ジェイゾロフト） フルオキセチン シタロプラム，エスシタロプラム（レクサプロ） ミルタザピン（リフレックス）	不安 抑うつ	下痢・便秘　頭痛 ねむけ／疲労感 体重増加　不眠 嘔気　性欲低下 めまい

セロトニン関連剤

一般名（日本における商品名）	標的症状	一般的副作用
アロセトロン	下痢 腹痛	便秘

＊一覧表以外の日本においてIBSに使用されている主な薬剤（訳者作成）

下剤

一般名（主な商品名）	標的症状	保険適用病名
刺激性下剤 ピコスルファート（ラキソベロン） ルビプロストン（アミティーザ）	便秘	各種便秘症 慢性便秘症（器質的疾患による便秘を除く）

鎮痙剤

一般名（主な商品名）	標的症状	保険適用病名
抗コリン剤 メペンゾラート（トランコロン） チキジウム（チアトン） ピペタナート・アメガシワエキス（イリコロンM） **局所麻酔剤** オキセザイン（ストロカイン）	腸管痙攣	過敏性腸症候群

抗不安剤

一般名（主な商品名）	標的症状	保険適用病名
アルプラゾラム（ソラナックス） オキサゾラム（セレナール） フルタゾラム（コレミナール） ロフラゼプ酸エチル（メイラックス）	不安･緊張	心身症（過敏性腸症候群）における身体症候並びに不安・緊張。抑うつ

抗うつ剤

一般名（主な商品名）	標的症状	保険適用病名
三環系などの抗うつ剤 アモキサピン（アモキサン） ドスレピン（プロチアデン） ミアンセリン（ルジオミール）	抑うつ 腹痛	うつ病・うつ状態

セロトニン関連剤

一般名（主な商品名）	標的症状	保険適用病名
ラモセトロン（イリボー）	下痢	男性の下痢型過敏性腸症候群

漢方薬

一般名＝商品名	標的症状	保険適用病名
桂枝加芍薬湯		腹部膨満感のある次の諸症。 しぶり腹，腹痛。

その他

一般名（主な商品名）	標的症状	保険適用病名
自律神経調整剤 ガンマーオリザノール（ハイゼット）	不安･緊張･抑うつ	心身症（過敏性大腸症候群）

日本において2000年以降に発売された3薬剤について（訳者より）

①ポリカルボフィルカルシウム（P.154表出，日本における商品名：ポリフル・コロネル，販売開始2000年）

胃内の酸性条件下でカルシウムが離れ，ポリカルボフィルとなります。小腸や大腸で高い吸水性を示し，膨潤・ゲル化し，線維としての作用を示します。効能・効果は過敏性腸症候群における便通異常（下痢，便秘）及び消化器症状です。用法・用量は1日量1.5〜3.0gを3回に分けて，食後に水とともに経口投薬します。一般臨床試験における有効率は63.5%です。副作用は約2%と少なく，腹部膨満感などです。なお，米国ではOTC薬として販売されています。

②ラモセトロン（P.156表出，日本における商品名：イリボー，販売開始2008年）

5-HT_3受容体拮抗作用により止痢作用を示します。効能・効果は男性における下痢型過敏性腸症候群です。女性における有効性が確認できていないことから男性のみに使用可能です。用法・用量は1日量5μgを1日1回経口投薬します。1日最高投薬量は10μgまでです。臨床試験では月間レスポンダー率で，プラセボ24.2%，イリボー46.9%と有意差が報告されています。主な副作用は硬便，便秘，腹部膨満などです。なお，ラモセトロンの注射剤は制吐薬として用いられています。

③ルビプロストン（P.156表出，日本における商品名：アミティーザ，販売開始2012年）

腸管上皮に存在するクロライドイオンチャンネルの活性化により腸管内への浸透圧性の水分分泌を促進し，便の水分含有量を増加させることによって便秘症状を改善させます。効能・効果は慢性便秘症（器質的疾患による便秘を除く）です。便秘型過敏性腸症候群は適応外ではありませんので，用いることができます。用法・用量は1日量48μgを1日2回朝食後および夕食後に経口投薬します。臨床試験では自発排便回数が投薬後1週目からプラセボよりも有意の改善を示し，かつ効果が持続すると報告されています。主な副作用は下痢，悪心などです。なお，米国では2011年2月に認可され，慢性特発性便秘症には1日量48μgを1日2回，便秘型過敏性腸症候群には1日量8μgを1日2回投薬するとされています。

用語解説

日誌&ワークシート

主要参考文献

用語解説[49]

（あ）

アドレナリン adrenaline　ホルモンの一種。消化管平滑筋弛緩作用，消化管血流低下作用がある。エピネフリンと同義語

アレルギー allergy　身体が特定の食物，動物，植物などの物質に耐えることが出来なくなる状態。

胃 stomach　食道と小腸の間の器官で，胃酸を分泌し，蛋白消化が開始される

胃液 gastric juices　胃から分泌される酸性の消化液で殺菌作用もある

胃炎 gastritis　胃粘膜の炎症

胃腸 gastrointestinal（GI）　食道，胃，小腸，結腸，直腸，肛門のこと

胃腸管 gastrointestinal（GI）tract　消化管と同じ

遺伝性 hereditary　親から子へと遺伝する状態

S状結腸（内視）鏡 sigmoidoscope　肛門からS状結腸（左側大腸）を観察し，生検，ポリープ切除などを行う内視鏡

S状結腸鏡検査 sigmoidoscopy　下痢，腹痛，便秘の原因などを見いだすために行う検査。下行結腸，直腸の早期ガンの検診にも用いる

エストロゲン estrogen　卵巣で作られる女性ホルモンで（男性も微量ある），月経周期と妊娠に関与する

エピネフリン epinephrine　神経ニューロン間隙やシナップス間の伝達物質で，アドレナリンともいう。エピネフリンにはストレスに対する反応である闘争・逃走反応を活性化する重要な働きがある

炎症 inflammation　身体が局所的傷害や組織傷害に反応し，徴候として発赤，熱，腫脹，疼痛があり，機能が障害された状態

炎症性腸疾患（IBD） inflammatory bowel disease　潰瘍性大腸炎とクローン病をいう。消化管の慢性炎症，潰瘍形成をみる

エンドルフィン endorphin　脳から分泌されるモルヒネ薬作用のある物質

横隔膜 diaphragm　胸部と腹部の間にある膜状の筋で，呼吸の重要な補助筋である

OTC薬 over the counter drug　医師による処方の「医療用医薬品」ではなく，自分で選んで薬局などで買える「大衆薬・市販薬・家庭用医薬品」

（か）

潰瘍 ulcer　皮膚表層あるいは消化管粘膜に生じた傷の窪み

潰瘍性大腸炎 ulcerative colitis　大腸に潰瘍と炎症をみる難治性疾患（炎症性腸疾患も参照のこと）

ガス gas　食事とともに飲み込んだ空気で，げっぷや放屁となって体外に排出される

49　訳注：解説はIBSに関連した内容となっている。訳者による追加用語を含む

下垂体 pituitary gland　脳底部にあるエンドウ豆大の内分泌器官で，成長，代謝，生殖，栄養などの生体機能に関与する他の内分泌器官からのホルモン分泌をコントロールする

画像診断 diagnostic imaging　X線写真または超音波画像などを用いる臓器の診断法

括約筋 sphincter　輪状の筋組織からなり，管腔臓器の開閉をつかさどる

可溶性線維 soluble fiber　水に溶ける食物線維で，豆類，果物，大麦などに含まれる

関節リウマチ rheumatoid arthritis　慢性自己免疫性疾患で，関節の疼痛，腫脹，こわばり，機能障害をもたらす

感染 infection　細菌，ウイルス，真菌などが身体に侵入するのを防御できなかったときに起こる

感染性下痢（旅行者下痢） infectious diarrhea (traveler's diarrhea)　感染性病原体（細菌，ウイルス，原虫）による下痢

機能性 functional　身体器官の働き方。機能性消化管障害は消化管の機能異常による疾病

機能性障害 functional disorders　IBSのような脳腸相関の乱れによる疾病。疼痛，便秘，下痢などの症状があり，胃腸の器質性障害はみいだされない。情動ストレスは症状の増悪をまねくが機能性障害の原因ではない

偽薬（プラシボ） placebo　外見，味など実薬と区別のつかないように作った“ダミー”の薬で，実薬の真の効果を明らかにするために用いる

偽薬効果 placebo effect　薬理作用のない“ダミー”薬の投薬によって生じた有効性または副作用

寄生虫 parasites　大きな生物の中で生きている小さな生物

吸収不良 malabsorption　消化管が食物の消化吸収を正常にできなくなり，栄養障害となる状態。未消化の食物は下痢やガスを生じる

急性 acute　突然の発症で，短期間（3～6カ月）しか持続しない障害

グルテン gluten　小麦などの穀物中に含まれる蛋白の一種。セリアック病の人がグルテンを含む食物を摂取すると免疫反応が起こり小腸が障害される

クローン病 Crohn's disease　炎症性腸疾患の一つで消化管に重篤な炎症を引き起こす。病変は主に下部小腸（回腸）または大腸にみるが，全消化管に出現する。炎症性腸疾患も参照のこと

警告症状 alarm symptoms　消化管の障害による重篤な胃腸疾患に伴う特徴的症状。警告症状には発熱，意図しない体重減少，血便などがある。これらの症状はIBSではみられない。Red flags（赤旗信号）とも称される

憩室／複数 diverticulum/diverticula　中腔臓器（多くは大腸）の壁にできる小さい嚢

憩室炎 diverticulitis　憩室に炎症が起こった状態

憩室疾患 diverticulosis　憩室が1～数十個ある状態で，大腸憩室疾患は高齢者に多い

下剤 laxatives　便秘を改善する目的の薬。下剤には線維製剤，膨張性下剤，浸透圧性下剤，緩下剤，浸潤剤がある

血色素 hemoglobin　赤血球中にあり酸素と結合し，肺から組織へと酸素を運搬する

血小板 platelets　流血中にある小体で，凝血塊や血餅を作り止血させる。正常では血中を循環しているが，傷があると一連の反応により活性化される

血沈 erythrocyte sedimentation rate　赤血球の1時間当たりの沈降速度を測定する。沈降速度は炎症の程度を反映する

下痢 diarrhea　頻回の軟便ないし水様便の便通状態。主な原因は消化管感染症，IBS，薬剤，吸収不良など

抗コリン剤 anticholinergics　消化管の筋のスパズムを抑える薬剤。ジシクロミンやヒオスチアミ

ンなど

甲状腺機能亢進症 hyperthyroidism　血中の甲状腺ホルモンが過剰な状態。体重減少，不安，動悸，心不全などの症状と徴候をもたらす

甲状腺機能低下症 hypothyroidism　血中の甲状腺ホルモンが少ない状態。脱力感，疲労，寒冷不耐，便秘，体重増加などの症状と徴候をもたらす

甲状腺刺激ホルモン（TSH）thyroid stimulating hormone　下垂体で産生されるホルモンで，甲状腺を刺激して甲状腺ホルモンのT_3，T_4を分泌させる

酵素 enzyme　化学反応の速度を速める蛋白の一種。腸管においては食塊を吸収可能な細片に破砕する

抗体 antibodies　細菌，ウイルスなどの特異的異物の活性を失わせ，破壊するための免疫系によって作られた分子

肛門 anus　便を排出する消化管の出口

呼気水素試験 hydrogen breath test　人の呼気中の水素濃度を測定する。水素濃度の上昇は乳糖不耐症の診断ための指標となる

コレチストキニン（CCK）cholecystokinin　食物の摂取に反応して小腸から分泌されるホルモンの一種。大腸および胆嚢を収縮させ，胆汁を分泌させる

コンピューター断層撮影（CT）computerized tomography　無痛の診断技術の一つであり，X線源が身体周囲を回転しながらX線撮影を行うので，多くの異なる角度からの撮影が可能。コンピューター処理された三次元画像が得られる

（さ）

細菌 bacteria　単一細胞の微生物群。いくつかの種類は動物と人に感染症の原因となる

細菌異常増殖 bacterial overgrowth　小腸において細菌が異常に増殖した状態

痔核 hemorrhoids　肛門部の静脈が怒張したもの。痔核の肥大，肛門からの脱出，炎症・血栓の合併などが生じることもある

子宮内膜症 endometriosis　通常は子宮内にある内膜組織が子宮以外の部位（最も多いのは骨盤腔内）で増殖したもの。疼痛，出血，不妊などをみることがある

自己抗体 autoantibodies　自分自身の身体を攻撃する抗体

シナップス synapse　神経系の情報伝達が行われるニューロン間隙

腫張 swelling　体の一部がはれること

受容体 receptor　細胞中や壁にある分子の一種で，特異的な物質と結合して特異的な生理作用を示す

消化 digestion　生体が食物をエネルギーとし，成長や組織修復に用いるために，食物を消化管から吸収可能な単一の物質に分解する過程

消化器系 digestive system　食物を消化吸収する臓器。口，食道，胃，小腸，結腸，直腸，肛門からなる

消化管 digestive tract　食道，胃，小腸，結腸，直腸，肛門のこと（胃腸管も参照のこと）

消化管運動 motility　腸内容物を消化管内で移動させる運動

消化管通過時間 intestinal transit time　腸内容物が消化管を通過する時間

消化器病専門医 gastroenterologist　消化器疾患の診断・治療を行うスペシャリスト

消化不良 dyspepsia　消化過程の障害によるもので，胸焼け，嘔気，膨満感，ガス症状などがある。ディスペプシアともいう

食後痛 postprandial pain　食直後の腹痛
症候群 syndrome　特定の診断名が付けられる症状群
小腸 small intestine　胃と大腸をつなぐ消化管で，消化管の大部分を占め，十二指腸，空腸，回腸にわける。消化吸収のほとんどが小腸で行われる
小腸透視 small bowel follow-through　バリウムを飲ませて小腸をX線診断する診断技術
上部消化管透視 upper GI series　バリウム造影に同じ
食道 esophagus　口と胃をつなぐ器官
食道炎 esophagitis　食道の炎症
食物線維 dietary fiber　果物，野菜，豆類，全粒粉などに含まれる消化を受けない線維成分。便のかなりの成分を占める
止痢剤 antidiarrheals　下痢をコントロールする薬剤。例：ロペラミド（ロペミン®）
自律神経系 autonomic nerve system　神経系の一つで，心臓，血管，肺，胃，小腸などの筋，および唾液腺，汗腺などの腺分泌をコントロールする
十二指腸 duodenum　小腸の最初の部分
神経伝達物質 neurotransmitters　神経細胞で作られるセロトニンやノルエピネフリンなどで，神経細胞間の情報伝達に用いられる
ストレス stress　環境からの刺激または欲求に適応するための脳と身体の反応。ストレスには誰でも曝され，行動，情動，および身体機能の変化として現れる
スパズム（痙攣） spasms　大腸のような消化管の筋肉の動きの一つで，痛み，疝痛，下痢などをもたらすと考えられている
生検 biopsy　針などを用いて顕微鏡診断するための組織小片を採取する試験
セリアック病 celiac disease　小麦に含まれる蛋白質のグルテンの消化吸収障害。不消化グルテンは小腸粘膜を傷害し，食物の栄養素の吸収が妨げられる。セリアック・スプルー，グルテン不耐症，非熱帯性スプルーとも称される
セロトニン serotonin　腸管に密に分布している神経伝達物質で，気分，睡眠，消化管機能，内臓知覚，食欲を調節している
線維 fiber　植物性食品中にあり消化を受けないもの。線維は便を軟らかくし，大腸の通過を良くする
潜血 occult bleeding (hidden bleeding)　肉眼では見えない出血
蠕動 peristalsis　消化管の筋の波状の動きで。収縮と弛緩が交互に起こり，腸内容物を推進させる
喘鳴 wheezing　喉がぜいぜいと鳴ること
せん妄 delirium　意識水準の低下と認知機能の障害があり，幻覚，異常行動などがみられる意識状態
躁状態 euphoria　意欲亢進または気分快調の状態で，特殊な薬物の嗜癖でもみられる

（た）

大腸 colon　消化管（胃腸）の最後の部分。虫垂，盲腸，結腸（上行結腸，横行結腸，下行結腸，S状結腸），直腸，肛門からなる
大腸炎 colitis　大腸の炎症
大腸ガン colorectal cancer　大腸（結腸または直腸）のガン。IBSに罹患していることとは関連がなく，他のタイプのガンへと移行することもない

大腸鏡 colonoscope　大腸全体を観察可能な内視鏡

大腸内視鏡検査 colonoscopy　医師が大腸の粘膜を観察し，炎症，腫瘍，潰瘍の有無を診断する検査。しばしば大腸早期ガンの発見や，便通異常，腹痛，血便，体重減少などの原因を探る目的で用いる

退薬（離脱）症候群 discontinuation syndrome　特定の薬物の服用を中断すると退薬症状（感冒様症状，不眠，平衡感覚異常，外的刺激閾値低下など）が起こること

脱水 dehydration　身体から大量の水分が喪失した状態。頻回の下痢・嘔吐でも脱水状態となる

胆嚢 gallbladder　肝臓下面にある嚢で，脂肪の消化を助ける胆汁を貯留する

虫垂 appendix　大腸の最初の部分（盲腸）に附着している約 10 cm の嚢。虫垂の機能は不明

虫垂炎 appendicitis　虫垂の，感染，傷，閉塞によって引き起こされた炎症

腸 gut　腸管のこと

腸炎 enteritis　小腸の炎症

腸管 intestines　小腸と大腸を合わせた名称

注腸造影 barium enema　バリウムを浣腸して大腸の X 線撮影を行う

超音波 ultrasound (ultrasonic imaging, echoscanning, ultrasonography)　超音波を身体に当てて行う診断法。エコー反射を集めて画像を作成する。ソナーとして用いられている技術と同じ

腸管粘膜 intestinal mucosa (intestinal lining)　消化管の内側層のことで，吸収作用が行われる

腸内細菌叢 intestinal flora　細菌，酵母，真菌が腸管内で正常に増殖している状態

直腸 rectum　大腸の最終端で肛門直前にある腸管

直腸指診 digital rectal exam　医師が手袋をはめて直腸内を触診すること

鎮痙剤 antispasmodics　腸管の蠕動を減少または停止させる薬剤。ジシクロミン，アトロピンなどがあり，腹痛の治療に用いる

ディスペプシア dyspepsia　消化不良のこと

テストステロン testosterone　男性ホルモンで，精巣で作られる。男性の第二次性徴をもたらす

闘争・逃走反応（戦うか逃げるか反応） fight-or-flight response　危険な状況に対抗する身体の反応。身体機能は，身体的に危険な状況の“闘争（戦う）”，または危険な予感“逃走（逃げる）”に対面したときに有用な反応。筋肉への血液供給が多くなり，心拍数，呼吸数が増す。代償的に生存に直ちには必要のない他の身体機能（例：消化，免疫，排卵など）へのエネルギー配分は少なくなる

（な）

内視鏡 endoscope　医師が食道，胃，十二指腸，大腸に挿入して観察する細いチューブ状の機器。生検，カラー写真，小手術などを行う

内視鏡検査 endoscopy　内視鏡を用いる検査

内視鏡的逆行性膵胆管造影（ERCP） endoscopic retrograde cholangiopancreatography　内視鏡を十二指腸へと挿入し，鉗子孔からカテーテルを胆管・膵管に挿入後，造影剤を注入し，X 線撮影を行うことにより膵胆管の診断を行う

乳糖（ラクトース） lactose　牛乳や乳製品の中に含まれる糖類で，牛乳中の主要な糖。ラクトースはガラクトースとグルコースに分解されて吸収される

乳糖（牛乳）不耐症 lactose intolerance　牛乳または乳製品の中のラクトースを分解するラクターゼの欠乏した状態。牛乳飲用または乳製品の摂取後に腹痛，下痢をみる

乳糖分解酵素（ラクターゼ） lactase　ラクトースを分解するのに必要な消化酵素

ニューロン neuron　神経系ネットワーク間の情報伝達を司る神経細胞
尿閉 urinary retention　排尿が困難な状態
粘液 mucus　透明で粘性のある分泌液
ノルエピネフリン norepinephrine　シナップスとニューロン間の化学伝達物質

（は）

排便 bowel movement　直腸から肛門を通して便を出すこと
白血球 white blood cell　血中にある細胞でヘモグロビンは含まれていない。骨髄で作られ，感染症や様々な疾病との戦いを助ける
バリウム barium　土類金属の一種で，硫酸バリウム（白色）は消化管の造影に用いられる
バリウム造影 barium meal　バリウムを飲ませてX線撮影を行う検査。食道，胃，十二指腸の輪郭をX線写真にして観察するのに役立つ
非観血的 noninvasive　身体に針やメスなどで傷をつけることなく行う手技
微生物 microorganism　肉眼では見えない極めて小さい生物
貧血 anemia　末梢血中の血色素濃度，赤血球数，ヘマトクリットが減少し基準値未満になった状態で，身体各部位への酸素供給が少なくなる
不溶性線維 insoluble　水に溶けない食物線維で，全粒粉や野菜に含まれる
腹部 abdomen　胸部と骨盤の間の大きな腔で，胃，小腸，大腸，肝臓，胆嚢，脾臓がある
浮腫 edema　皮下組織内に余分な組織液がたまり，身体の全体，または一部がはれたようになること。いわゆる，むくみのこと。
プロゲステロン progesterone　女性ホルモンの一種で卵巣で作られ，卵を着床させ，妊娠中の排卵を防ぐ
プロスタグランジン prostaglandins　ホルモン様生理活性物質で身体の様々な所で作られる。血圧，炎症，平滑筋収縮に関与する
糞便 feces　排便時に出る固形排泄物（便を参照のこと）
閉塞 obstruction　血管，管などが閉じたり，詰まったりした状態で，液体や固体の通過が妨げられ，閉塞上部の内圧が上昇する
便 stool　排便によって出される固形の廃棄物。食物残渣，細菌，粘液，壊死細胞などからなる
便秘 constipation　便が硬く乾燥した状態になる。通常，排便が週3回以下の状態。排便回数が少なく，排便困難があり，腹痛を伴う
放屁 flatulence　直腸からのガス排泄。回数，量，臭気が不快で迷惑なことがある
膨張性下剤 bulking agents　便を軟化し，排便を容易にする下剤。ふすま，サイリウムなどを含む一般的下剤
膨隆 distention　目で見えるウエストの増加で，しばしば食後に起こる
ポリープ polyps　管腔臓器の内層から突出した状態の組織塊
ホルモン hormone　特定の身体器官を制御する物質。例：ガストリンは消化を助ける。幾つかの消化管ホルモンは胃や小腸の細胞で作られる

（ま）

末梢血検査 complete blood count（CBC）　血中の血球数，血色素量などを測定する臨床検査
慢性 chronic　長期間持続するが，長期間にわたり再発を繰り返す障害
免疫系 immune system　ウイルスや細菌などが身体外部から侵入するのを防御する機構

（や）

夜間痛 nocturnal pain　夜に起こる痛み

（ら）

裏急後重　トイレに行きたくなると少しも我慢できないこと

利尿剤 diuretic　尿量を増加させる薬剤

列溝 fissure　深い裂け目

ろう（瘻）孔 fistula　内臓器官同士，または内臓器官と体外とが管でつながった状態になった孔

ローマⅢ診断基準 Rome Ⅲ Diagnostic Criteria　世界的な消化器病研究者のグループが作成した機能性消化管障害の診断基準で，IBS など疾患特異的症状に基づく診断基準

（訳注：最初にローマにおける会議で作成された。これまで 3 回の改訂がなされ，2016 年に改訂が予定されている。会議には日本人研究者も参加している）

IBS日誌

IBS重症度スケール								
0	1	2	3	4	5	6	7	8
症状なし		軽い		中くらい		強い		かなり強い

毎日，症状がどのくらいであったか，0から8までの重症度で評価しましょう。

月　日	曜日	痛み 不快感	下痢	便秘	急な 便意	腹部 膨満感	服薬 （種類・量）
第　　週							
	月						
	火						
	水						
	木						
	金						
	土						
	日						
第　　週							
	月						
	火						
	水						
	木						
	金						
	土						
	日						
第　　週							
	月						
	火						
	水						
	木						
	金						
	土						
	日						

記入例：p 38

日常のストレスワークシート

日　付	どのようなストレスとなる出来事がありましたか？	その出来事があった時やその後に心に浮かんだ考えやイメージは？	その時の身体の感覚は？	その時の感情は？	感情・考え・身体の感覚に対してどのような対処をしましたか？
月　日					
月　日					
月　日					
月　日					
月　日					
月　日					

記入例：p 39

リラックスワークシート

0	10	20	30	40	50	60	70	80	90	100
なし		低い			中程度			高い		非常に高い

練習のたびに上の尺度を使ってリラックスの度合いと集中の度合いを測りましょう。練習中に起こったことが何かあればコメント欄にメモしておきましょう。

日付	練習セッション	練習後のリラックスの度合	練習中の集中の度合い	コメント
月　日	1回目 2回目			
月　日	1回目 2回目			
月　日	1回目 2回目			
月　日	1回目 2回目			
月　日	1回目 2回目			
月　日	1回目 2回目			
月　日	1回目 2回目			
月　日	1回目 2回目			
月　日	1回目 2回目			
月　日	1回目 2回目			
月　日	1回目 2回目			
月　日	1回目 2回目			
月　日	1回目 2回目			
月　日	1回目 2回目			

記入例：p 55

日常の思考ワークシート

ネガティブな出来事が起こると最初に思った確率

0　10　20　30　40　50　60　70　80　90　100　%

起こるはずはないだろう　不明　確実に起こるだろう

事態または状況 (1)	特異的心配 または ネガティブ思考 (2)	ネガティブな出来事が起こると最初に思った確率は？ (3)	証拠は何か？ なぜそう 思ったか？ 何か別の考え 方はできない か？ (4)	実際に 起こる 確率は？ (5)

記入例：p 78

大げさに捉えるのを防ぐワークシート

状況または出来事はどんなことか	出来事が起きている間の考え	自分への質問 ・その状況は長くは続かないのではないか? ・それはコントロールできることなのではないか?気にしないで済ますことはできるか?他の選択肢はあるか? ・考えたことはどれくらい役に立つか? ・胃の症状が出てもやるに値することなのか?	自問自答した後の体調はどうか	自問自答した後の気分はどうか	自分は何をしたのか

記入例：p 87

思考追跡ワークシート

引き金となる状況 (1)	最初の心配／考え (2)	思考上の誤りのタイプ あてはまる方に×を 結論に飛躍する (3)	大げさに考える (4)	自分への質問 ・証拠は？ (どうして確実だと分かるのか？) ・他の見方はできないか？ ・単なる役に立たない思い込みではないか？ ・視点を移動することはできないか？ (5)	予測していた悪い事態は起こったか？ はい/いいえ (6)

記入例：p 92

問題解決ワークシート

自問する鍵となる質問	問題
問題は何か？ 明確かつ具体的に特定しなさい。 ・自分を苦しめていることは何か？ ・何故，それは問題か？	
この状況をどれくらいコントロールできるか？ ・自分がコントロールできないことに対しても過剰に責任を引き受けているのではないか？ ・自分のコントロール下にある問題かどうかという点を無視しているのではないか？ ・設定しているゴールは，自分ができることの範囲内か？	
自分にできることは何か？ 明確かつ具体的に特定しなさい。 ・可能性のある選択肢を全て書き出しなさい。（たとえ馬鹿げている，不可能だと思われることでも） ・この時点では，優劣を論じたり，判断したりしない。 ・選択肢と問題解決法のタイプをマッチさせなさい。（コントロール可能 対 コントロール不可能）	
よく考えなさい。 ・それぞれの選択肢をとるとなにが起こるのか？（問題のタイプ，要する時間，巻き込まれた場合の費用，自分個人への影響，他人への影響を考慮しましょう。）	
決断しなさい。 ・自分とって最良の解決策を採用しなさい（結果を考えて）。 ・完全な解決を待つのではなく，「十分よい」ものを選びなさい。	
それを実行しなさい。 ・解決策を実行するために必要なことを考え，それを実行しなさい。	
どうだったか？ ・自分は満足か？ ・もしそうでないなら，何ができたか？	

記入例：p 102

核となる信念に挑戦するワークシート

状況 (1)	思考 (2)	思考が正しいとすれば，それは自分にとって何を意味するのか？ (3)	核となる信念のタイプ ・完全主義 ・コントロールできるという幻想 ・認められたいという欲求 (4)	他の思考 ・立場の入替え ・リフレーミング ・思考の有用性 (5)

記入例：p 114

食　事　日　誌

名　前				日付　月　日	
食事内容・量	時間	症状	程度 1 2 3 4 5 軽度　重度	時間	服薬
朝食					
午前の間食					
昼食					
午後の間食					
夕食					
夜食					

記入例：p 131

主要参考文献[50]

Andresen, V. ,& Camilleri, M.(2006). Irritable bowel syndrome：recent and novel therapeutic approaches, Drugs, 66 (8), 1073-1088
IBS：最近の新たな治療法

Camilleri, M.,Bueno, L.,de Ponti, F., Fioramonti, J., Lydiard, R. B., & Tack, J. (2006). Pharmacological and pharmacokinetic aspects of functional gastrointestinal disorders. Gastroenterology, 130 (5), 1421-1434.
機能性消化管障害の薬理学的，薬物動態学側面

Camilleri, M., & Spiller, R. C. (Eds.). (2002). Irritable bowel syndrome：Diagnosis and treatment. London： W. B. Saunders.
IBS：診断と治療

Cash, B. D., & Chey, W. D. (2005). Diagnosis of irritable bowel syndrome. Gastroenterol Clin North Am, 34 (2), 205-220, vi.
IBSの診断

Cheng,C., Hui, W., & Lam, S. (2000). Perceptual style and behavioral pattern of individuals with functional gastrointestinal disorders. Health Psychol, 19 (2), 146-154.
機能性消化管障害患者の知覚様式と行動パターン

Coates, M. D., Mahoney, C. R., Linden, D. R., Sampson, J. E., Chen, J., Blaszyk, H., et al. (2004). Molecular defects in mucosal serotonin content and decreased serotonin reuptake transporter in ulcerative colitis and irritable bowel syndrome. Gastroenterology, 126 (7), 1657-1664.
潰瘍性大腸炎とIBSにおける，粘膜内セロトニンの分子欠損とセロトニン再取り込みトランスポーターの減少

Drossman , D. A., Corazziari, E., Tally, N. J., Thompson, W. G., & Whitehead, W. (2006). Rome Ⅲ. The functional gastrointestinal disorders：Diagnosis, pathophysiology and treatment：A multinational consensus, (2 ed. Ed.). McLean, VA：Degnon Associates.
Rome Ⅲ. 機能性消化管障害：診断，病態生理と治療：国際的コンセンサス

Gershon, M. D. (1998). The Second Brain. New York： HarperCollins.
第2の脳

International Foundation for Functional Gastrointestinal Disorders. (2002). IBS in the real world. Milwaukee, WI：IFFGD.
世界におけるIBS

Lackner, J. M., Jaccard, J., Krasner, S. S., Katz, L., A., Gudleski, G. D., & Blanchard,

50 訳注：訳は論文タイトルのみ

E. B. (2007). How does cognitive behavior therapy for IBS work?：A meditational analysis of a randomized clinical trial. Gastroenterology, 133 (2), 433-444.
認知行動療法はどのようにしてIBSに効くのか.無作為臨床試験の検討

Lackner, J. M., Lou Coad, M., Mertz, H. R., Wack, D. S., Katz, L. A., Krasner, S. S., et al. (2006). Cognitive therapy for irritable bowel syndrome is associated with reduced limbic activity, GI symptoms, and anxiety. Behav Res Ther, 44 (5), 621-638.
IBSに対する認知療法は，大脳辺縁系，胃腸症状，不安の抑制と関連している

Lacy, B. E. (2006). Making Sense of IBS：A Physician Answers Your Questions about Irritable Bowel Syndrome. Baltimore, MD,：A Johns Hopkins Press Health Book. Medicine Consumer Health.
IBSへの理解：医師が，IBSについてのあなたの質問に答えます

Lazarus, R. S., & Folkman, S. (1984). Stress, appraisal, and coping. New York：Springer.
ストレス，評価，コーピング

Lin, H. C. (2004). Small intestinal bacterial overgrowth：a framework for understanding irritable bowel syndrome. JAMA, 292 (7), 852-858.
小腸内細菌異常繁殖：IBS理解の主体となるもの

Maxwell, P. R., Mendall, M. A., & Kumar, D. (1997). Irritable bowel syndrome. Lancet, 350 (9092), 1691-1695.
IBS

Mayer, E., A., Naliboff, B. D., Chang, L., & Coutinho, S. V. (2001). Stress and irritable bowel syndrome. Am J Physiol Gastrointest iver Physiol, 280 (4), G519-524.
ストレスとIBS

Mayer, E., A., Naliboff, B. D. & Craig, A. D. (2006). Neuroimaging of the brain - gut axis：from basic understanding to treatment of functional GI disorders. Gastroenterology, 131 (6), 1925-1942.
脳腸相関の脳画像：機能性胃腸障害の治療への基礎的な理解

McEwan, B., & Lasley, E. N. (2002). The End of Stress As We Know It. Washington, D. C.：Jospeh Henry Press.
ストレスの理解と終り

Mertz, H. R. (2003). Irritable bowel syndrome. N Eng J Med, 349 (22), 2136-2146.
IBS

Muller - Lissner, S. A., Kamm, M. A., Scarpignato, C., & Wald, A. (2005). Myths and misconceptions about chronic constipation. Am J Gatroenterol, 100 (1), 232-242.
慢性便秘の誤てる社会的通念と概念

NIH Technology Assessment Panel on Integration of Behavioral and Relaxation Approaches into the Treatment of Chronic Pain and Insomnia. (1996). Integration of behavioral and relaxation approaches into the treatment of chronic pain and insomnia. JAMA, 276 (4), 313-318.

慢性疼痛と不眠の治療アプローチにおける，行動療法とリラクセーションの統合

Park, M. L., & Camilleri, M. (2006). Is there a role of food allergy in irritable bowel syndrome and functional dyspepsia? A systematic review. Neurogastroenterology Motil, 18 (8), 595-607.
食物アレルギーが IBS および機能性ディスペプシアに関与する役割は？系統的総説

Quartero, A. O., Meineche - Schmidt, V., Muris, J., Rubin, G., & de Wit, N. (2005). Bulking agents, antispasmodic and antidepressant medication for the treatment of irritable bowel syndrome. Cochrane Database Syst Rev (2), CD 003460.
IBS に対する，膨張性物質，鎮痙剤，抗うつ剤による薬物療法

Raphael, K. G. (2005). Childhood abuse and pain in adulthood：more than a modest relationship? Clin J Pain, 21 (5), 371-373.
幼児期虐待と成人後の疼痛：少なからず関連するのか

Schoenfeld, P. (2005). Bacterial overgrowth & IBS：Too soon to tell. AGA Prespectives.
細菌異常繁殖と IBS：最新情報

Spiller, R. C. (2007). Role of infection in irritable bowel syndrome. J Gastroenterol, 42 Suppl 17, 41-47.
IBS における感染の役割

Tack, J., Broekaert, D., Fischer, B., Oudenhove, L., V., Gevers, A. M., & Janssens, J. (2006). A controlled crossover study of the selective serotonin reuptake inhibitor citalopram in irritable bowel syndrome. Gut, 55 (8), 1095-1103.
IBS に対する，セロトニン再取り込み阻害薬，シタロプラムのコントロールクロスオーバー試験

Talley, N. (2006). Conquering Irritable Bowel Syndrome. Hamilton, ON,：B.C. Decker.
IBS の克服

※著者による本書の認知行動療法を用いた研究（訳者追加）

Lackner J., M., Jaccard J., Krasner S., S., Katz L., A., Gudleski G., D., & Holroyd K. (2008). Self administered cognitive behavior therapy for moderate to severe IBS：Clinical efficacy, tolerability, feasibility Clini Gastroenterol Hepatol, 6 (8 y.), 899-906.
中等度および重度のIBS患者が自分で行う認知行動療法の臨床的効果・継続可能性・簡易性

〈要約〉
背景と目的—IBSは，従来からの治療法および新薬による治療に限界のある疾患である。IBSの症状緩和と，関連する諸問題の対処に有用な，患者自身で行なう行動療法的スキルを教示する必要性が高まっている。
方法—ローマII基準により他の消化器疾患を伴わないIBSと診断された患者75例（うち女性86％）が登録された。認知行動療法群（治療者により行なわれる10セッション＋患者自身で行う4セッションからなる認知行動療法を受ける）およびコントロール群（待機群）の2群に無作為的に分けられた。治療期間は10週間とし，治療終了から2週間後に最終評価を行った。評価尺度は，腹痛および便通の十分な緩和の程度，症状の全般改善度，IBSの症状の重症度調査票，IBSの生活の質調査票，簡易心理テスト，患者満足度調査票により行なった。
結果—12週後，認知行動療法群は待機群よりも，症状の緩和に十分な改善が得られた（P＜0.0001）。認知行動療法群は，生活の質および症状の重症度の改善が待機群よりも有意であったが，心理的改善は待機群と差がなかった（P＜0.001）。
結語—今回の予備的研究から，患者自身が実施する短期認知行動療法は，従来の治療では改善し得なかった症例に有用性が一定期間ある可能性が示された。

■著者

Dr. Jeffrey M. Lackner（Dr. ジェフリー M. ラックナー）
バッファロー医科大学医科学准教授，行動医学クリニック所長。過敏性腸症候群治療の臨床研究に関して世界的に有名。
過敏性腸症候群の研究に10年間携わり，トピックの出版，講演を数多くおこなっている。

■訳者

佐々木 大輔（ささき だいすけ）　監訳・解説
1968年，弘前大学医学部卒業。同大学第一内科において講師・助教授を経て，2009年3月まで弘前大学保健管理センター教授・所長。2009年4月より弘前大学名誉教授，秋野病院内科・心療内科医師。日本心身医学会名誉会員。日本心療内科学会理事。著書に『ストレスと消化器疾患』（医薬ジャーナル社），『過敏性腸症候群』（中山書店）など。

細谷 紀江（ほそや のりえ）　パート2
1983年，学習院大学文学部心理学科卒業。臨床心理士・医療心理士・大学カウンセラーほか。1991年より学習院大学学生センター学生相談室，非常勤で医療機関・企業等で相談・研修活動に従事。著書に『現代のエスプリ別冊「ケーススタディ 認知行動カウンセリング」』（分担執筆，至文堂），『人の目が怖い「社会不安障害」を治す本』（分担執筆，マキノ出版）など。

佐藤 研（さとう けん）　パート1・パート3
1997年，弘前大学医学部卒業。同大学消化器血液内科（旧第一内科）に入り，2012年4月より講師。日本心身医学会評議員，日本心療内科学会評議員。日本医師会認定産業医。
著書に『過敏性腸症候群』（分担執筆，中山書店），『IBS診療 Q&A』（分担執筆，日本医事新報社）など。

IBS克服10のステップ
過敏性腸症候群で悩む人&専門家へ

2012年10月13日　初版第1刷発行

著　者　ジェフリー M. ラックナー
訳　者　佐々木大輔, 細谷紀江, 佐藤 研
発行者　石 澤 雄 司
発行所　株式会社星 和 書 店
〒168-0074　東京都杉並区上高井戸1-2-5
電 話　03 (3329) 0031 (営業部)／03 (3329) 0033 (編集部)
FAX　03 (5374) 7186 (営業部)／03 (5374) 7185 (編集部)
http://www.seiwa-pb.co.jp

　ISBN978-4-7911-0820-6